全国中医药行业高等教育"十三五"规划教材
全国高等中医药院校规划教材（第十版）配套用书

中药炮制学实验指导

（新世纪第二版）

（供中药类专业用）

主　编　龚千锋（江西中医药大学）
副主编　吴　皓（南京中医药大学）
　　　　李　飞（北京中医药大学）
　　　　王秋红（广东药科大学）
　　　　张学兰（山东中医药大学）
　　　　刘艳菊（湖北中医药大学）
　　　　钟凌云（江西中医药大学）
主　审　叶定江（南京中医药大学）

中国中医药出版社
·北　京·

图书在版编目（CIP）数据

中药炮制学实验指导/龚千锋主编 . —2 版 . — 北京：中国中医药出版社，
2018.2（2021.12重印）

全国中医药行业高等教育"十三五"规划教材配套用书

ISBN 978-7-5132-4762-7

Ⅰ . ①中⋯　Ⅱ . ①龚⋯　Ⅲ . ①中药炮制学—实验—医学院校—教学参考资料
Ⅳ . ①R283-33

中国版本图书馆 CIP 数据核字（2018）第 005085 号

中国中医药出版社出版

北京经济技术开发区科创十三街31号院二区8号楼
邮政编码　100176
传真　010-64405721
河北省武强县画业有限责任公司印刷
各地新华书店经销

开本 787×1092　1/16　印张 5.75　字数 133 千字
2018 年 2 月 2 版　2021 年 12 月第 4 次印刷
书号　ISBN 978-7-5132-4762-7

定价　18.00 元
网址　www.cptcm.com

服 务 热 线　010-64405510
购 书 热 线　010-89535836
维 权 打 假　010-64405753

微信服务号　zgzyycbs
微商城网址　https://kdt.im/LIdUGr
官 方 微 博　http://e.weibo.com/cptcm
天猫旗舰店网址　https://zgzyycbs.tmall.com

如有印装质量问题请与本社出版部联系（010-64405510）
版权专有　侵权必究

全国中医药行业高等教育"十三五"规划教材
全国高等中医药院校规划教材(第十版) 配套用书

《中药炮制学实验指导》编委会

主　　编　龚千锋（江西中医药大学）

副 主 编　吴　皓（南京中医药大学）

　　　　　李　飞（北京中医药大学）

　　　　　王秋红（广东药科大学）

　　　　　张学兰（山东中医药大学）

　　　　　刘艳菊（湖北中医药大学）

　　　　　钟凌云（江西中医药大学）

编　　委　金传山（安徽中医药大学）

　　　　　陈　康（广州中医药大学）

　　　　　张朔生（山西中医药大学）

　　　　　窦志英（天津中医药大学）

　　　　　孟　江（广东药科大学）

　　　　　曾春晖（广西中医药大学）

　　　　　盛　琳（海南医学院）

　　　　　齐红艺（西南大学中医药学院）

　　　　　修彦凤（上海中医药大学）

　　　　　史　辑（辽宁中医药大学）

　　　　　梁泽华（浙江中医药大学）

　　　　　关　怀（首都医科大学）

　　　　　陈　红（福建中医药大学）

　　　　　石继连（湖南中医药大学）

　　　　　李　玮（贵州中医药大学）

　　　　　张啸环（长春中医药大学）

　　　　　易延逵（南方医科大学）

　　　　　阮建林（云南中医药大学）

　　　　　李景丽（陕西中医药大学）

　　　　　李　凯（河南中医药大学）

由会玲（河北中医学院）

李　芸（甘肃中医药大学）

王晓琴（内蒙古医科大学）

赵翡翠（新疆医科大学）

王延年（沈阳药科大学）

姜　海（黑龙江中医药大学）

于　欢（江西中医药大学）

祝　婧（江西中医药大学）

黄勤挽（成都中医药大学）

瞿　燕（成都中医药大学）

孙雄杰（湖北中医药大学）

主　审　叶定江（南京中医药大学）

前 言

　　为了全面贯彻落实《国家中长期教育改革和发展规划纲要（2010—2020年）》《关于医教协同深化临床医学人才培养改革的意见》，适应新形势下我国中医药行业高等教育教学改革和中医药人才培养的需要，在国家中医药管理局主持下，由国家中医药管理局教材建设工作委员会办公室、中国中医药出版社组织编写的"全国中医药行业高等教育'十三五'规划教材"（即"全国高等中医药院校规划教材"第十版）出版后，我们组织原教材编委会编写了与上述规划教材配套的教学用书——习题集和实验指导，目的是使学生对学过的知识进行复习、巩固和强化，以便提升学习效果。

　　习题集与现行的全国高等中医药院校本科教学大纲一致，与规划教材内容一致。习题覆盖教材的全部知识点，对必须熟悉、掌握的"三基"知识和重点内容以变换题型的方法予以强化。内容编排与相应教材的章、节一致，方便学生同步练习，也便于与教材配套复习。题型与各院校各学科现行考试题型一致，同时注意涵盖国家执业中医师、中西医结合医师资格考试题型。命题要求科学、严谨、规划，注意提高学生分析问题、解决问题的能力，临床课程更重视临床能力的培养。为方便学生全面测试学习效果，每章节后均附有参考答案。

　　实验指导在全国高等中医药院校本科教学大纲的指导下，结合各高等中医药院校的实验设备和条件，本着求同存异的原则，仅提供基本实验原理、方法与操作指导，相关学科教师可在实际教学活动中结合本校的具体情况，灵活变通，选择相关内容，使学生在掌握本学科基本知识、基本原理的同时，具备一定的实验操作技术和能力。

　　本套习题集和实验指导供高等中医药院校本科生、成人教育学生、执业医师资格考试人员等与教材配套学习和复习应考使用。请各高等中医药院校广大师生在使用过程中，不断总结经验，提出宝贵的修改意见，以便今后不断修订提高。

国家中医药管理局教材建设工作委员会

中国中医药出版社

2016 年 9 月

编写说明

中药炮制实验课是中药炮制学教学过程中的重要组成部分，是理论联系实际的重要环节。根据中药炮制学教学大纲的要求，实验内容包括传统实验和现代实验两部分。通过实验教学，一方面使学生继承和发扬这项传统的制药技术，掌握中药炮制的基本方法和基本技能。另一方面使学生掌握利用现代科学技术研究中药炮制的方法。以便加深对课堂上所学到的基本理论知识的理解，更好地掌握中药炮制学这门专业知识。为探讨中药炮制机理，促进中药炮制工艺规范化、中药饮片质量标准化，提高中药药效打下良好的基础。

《中药炮制学实验指导》分实验部分和附录部分两方面内容，实验部分收录有代表性的 23 个实验，每个实验包括：实验目的、实验内容、实验材料（实验工具、设备或实验器材、药品）、实验方法、注意事项、思考题等内容。附录部分选录了部分与实验相关的内容，供实验时参考。

本书适合高等中医药院校中药专业、制药工程及相关专业开设中药炮制学实验课时使用。

由于编者水平有限，书中不足之处在所难免，希望读者提出宝贵意见，以便进一步修订提高。

《中药炮制学实验指导》编委会
2017 年 10 月

目 录

实验规则 ▷▷▷▷

1. 实验前仔细阅读实验指导，明确实验目的、要求、方法和操作步骤。结合实验内容复习有关的理论知识，预测实验各步骤可能出现的情况。

2. 进入实验室必须穿好实验工作服，准备好实验用相关器具，并保持实验室的整洁安静，以利于实验进行。

3. 实验时认真听从实验指导教师对实验课的讲解。严格遵守操作规程，特别是称取或量取药品，在拿取、称量、放回时应进行三次认真核对，以免发生差错。称量任何药品，在操作完毕后应立即盖好瓶塞，放回原处，凡已取出的药品不能任意倒回原瓶。

4. 实验中要以严肃认真的科学态度进行操作，认真观察，联系课堂讲授内容进行思考，对实验中出现的问题进行分析讨论，如实记录实验结果。如实验失败时，先要找出失败的原因，考虑如何改正，再征询指导老师意见，确定是否需要重做。

5. 要重视炮制品质量，实验成品须按规定检查合格后，再由指导教师验收。

6. 严格遵守实验室的规章制度，包括：报损制度、赔偿制度、清洁卫生制度、安全操作规则以及课堂纪律等。

7. 注意节约，爱护公物，尽力避免破损。实验室的药品、器材、用具以及实验成品，一律不准擅自携出室外。

8. 及时整理实验结果，应用学过的理论知识和自己的体会，以实事求是的科学态度写出实验报告。实验报告要求书写整洁、内容明确，并对实验结果作出分析，提出自己的见解。

9. 实验后整理好实验器材，打扫好卫生，经指导教师同意才能离开实验室。

基本实验 ▷▷▷▷

实验一 饮片切制

一、实验目的

1. 了解饮片切制的目的和意义。
2. 掌握饮片切制的基本操作方法和饮片类型。
3. 掌握饮片干燥的方法。

二、实验内容

1. 手工切制
（1）薄片 当归、白芍。
（2）厚片 丹参、大黄。
（3）斜片 黄芪。
（4）直片 白术。
（5）段 党参、麻黄。
（6）丝 陈皮（细丝）、瓜蒌皮（宽丝）。
（7）块 阿胶（丁）。
2. 机器切制 槟榔、川芎、甘草。

三、实验材料

片刀、切药刀、切药板、大号搪瓷盘、中号搪瓷盘（具盖）、小号搪瓷盘（具盖）、压板、铁夹、切药机等。

四、实验方法

1. 当归 取原药材，除去杂质，洗净，稍润，切薄片，低温干燥。
2. 白芍 取原药材，除去杂质，大小分开，洗净，浸、润软化，切薄片，干燥。
3. 丹参 取原药材，除去杂质及残茎，洗净，润透，切厚片，干燥。

4. 大黄 取原药材,除去杂质,大小分开,洗净,浸、润软化,切厚片,晾干或低温干燥。

5. 黄芪 取原药材,除去杂质,洗净,润透,切斜片,干燥。

6. 白术 取原药材,除去杂质,洗净,润透,切直片,干燥。

7. 党参 取原药材,除去杂质,洗净,润透,切段,干燥。

8. 麻黄 取原药材,除去木质茎、残根及杂质,洗净,稍润,切段,干燥。

9. 陈皮 取原药材,除去杂质,喷淋清水,润透,切细丝,阴干。

10. 瓜蒌皮 取原药材,除去杂质,洗净,润软,切宽丝,干燥。

11. 阿胶 取阿胶块,烘软,切成小丁块。

12. 槟榔 取原药材,除去杂质,浸、润软化,切薄片,干燥。

13. 川芎 取原药材,除去杂质,大小分开,洗净,浸、润软化,切薄片,干燥。

14. 甘草 取原药材,除去杂质,洗净,润透,切厚片,干燥。

五、注意事项

1. 为减少药材浸入水中的时间,应按大小、粗细分档软化,以少泡多润、药透水尽为原则。

2. 软化过程较长,药材易发生质变,应勤检查、勤处理。

3. 软化太过或不及均影响药材质量或增加切制时的困难,应经常检查药材软化程度。

4. 机器切制应注意检查机器,按规章制度操作;手工切制应注意掌握压板向前移动的速度,放刀要平稳;注意操作安全。

5. 自然干燥应注意防止外来杂质;人工干燥应控制好干燥温度及时间,一般药材的干燥温度不超过80℃,挥发性药材的干燥温度不超过50℃。

六、药材软化程度检查方法

1. 弯曲法 将软化后的药材握于手中,大拇指向外推,其余四指向内缩,以药材略弯曲,不易折断为合格。适用于长条状药材,如白芍等。

2. 指掐法 以手指甲能掐入软化后的药材表面为宜,适用于团块状药材,如白术等。

3. 穿刺法 以铁扦能刺穿软化后的药材而无硬心感为宜,适用于粗大块状药材,如大黄等。

4. 手捏法 以手捏软化后药材的粗端,感觉其较柔软为宜,适用于不规则的根与根茎类药材,如当归等。药材软化至以手握无响声及无坚硬感即可,适用于一些块根、果实、菌类药材,如延胡索等。

七、常见饮片类型及规格

1. 极薄片 厚度为0.5mm以下。

2. 薄片　厚度为 1～2mm。

3. 厚片　厚度为 2～4mm。

4. 斜片　厚度为 2～4mm。

5. 直片（顺片）　厚度为 2～4mm。

6. 丝　细丝 2～3mm，宽丝 5～10mm。

7. 段　长为 10～15mm。

8. 块　边长为 8～12mm 的立方块。

八、思考题

1. 药材为什么要切制成饮片？
2. 药材浸泡软化适当与否对药材质量和切制操作有何影响？

实验二 清 炒 法

一、实验目的

1. 了解清炒法的目的和意义。
2. 掌握炒黄、炒焦、炒炭的基本操作方法和质量标准。
3. 掌握炒黄、炒焦、炒炭三种方法的不同火候。

二、实验内容

1. 炒黄 王不留行、牵牛子、牛蒡子、薏苡仁、莱菔子。
2. 炒焦 山楂、栀子、槟榔、川楝子、麦芽。
3. 炒炭 干姜、蒲黄、荆芥、槐米、小蓟。

三、实验材料

电炒锅、炒药铲、大号搪瓷盘、中号搪瓷盘（具盖）、小号搪瓷盘（具盖）、天平、喷壶、筛子、温度计、烧杯、铜冲等。

四、实验方法

（一）炒黄

将净制或切制后的药物，置炒制容器内，用文火或中火加热，不断翻动至药物表面呈黄色或颜色加深，或发泡鼓起，或爆裂，并透出药物固有的气味，取出，放凉。

1. 炒王不留行 取净王不留行，置炒制容器内，用中火加热，炒至大部分爆白花，取出，放凉。

2. 炒牵牛子 取净牵牛子，置炒制容器内，用文火加热，炒至有爆裂声，鼓起，颜色加深，并透出香气，取出，放凉。

3. 炒牛蒡子 取净牛蒡子，置炒制容器内，用文火加热，炒至鼓起，有爆裂声，断面浅黄色，略有香气逸出时，取出，放凉。

4. 炒薏苡仁 取净薏苡仁，置炒制容器内，用文火加热，炒至表面淡黄色，略鼓起，取出，放凉。

5. 炒莱菔子 取净莱菔子，置炒制容器内，用文火加热，炒至鼓起，色泽加深，有爆裂声，并有香气逸出时，取出，放凉。

（二）炒焦

将净选或切制后的药物，置炒制容器内，用中火或武火加热，炒至药物表面呈焦黄或焦褐色，内部颜色加深，并具有焦香气味，取出，放凉。

1. 焦山楂 取净山楂，置炒制容器内，用中火加热，炒至外表焦褐色，内部焦黄色，取出，放凉。

2. 焦栀子 取净栀子，捣碎，置炒制容器内，用中火加热，炒至焦黄色，取出，放凉。

3. 焦槟榔 取槟榔片，置炒制容器内，用中火加热，炒至焦黄色，取出，放凉。

4. 焦川楝子 取净川楝子，切片或捣成小块，置炒制容器内，用中火加热，炒至表面焦黄色或焦褐色，取出，放凉。

5. 焦麦芽 取净麦芽，置炒制容器内，用中火加热，炒至有爆裂声，表面焦黄色，鼓起，并有焦香气时，取出，放凉。

（三） 炒炭

将净选或切制后的药物，置炒制容器内，用武火或中火加热，炒至药物表面焦黑色，内部呈焦黄色或焦褐色，喷淋少许清水，灭尽火星，取出晾干。

1. 姜炭 取干姜块，置炒制容器内，用武火加热，炒至表面焦黑色，内部棕褐色，喷淋少许清水，灭尽火星，略炒，取出，晾干。

2. 蒲黄炭 取净蒲黄，置炒制容器内，用中火加热，炒至棕褐色，喷淋少许清水，灭尽火星，取出，晾干。

3. 荆芥炭 取荆芥段，置炒制容器内，用武火加热，炒至表面黑褐色，内部焦褐色，喷淋少许清水，灭尽火星，取出，晾干。

4. 槐米炭 取净槐米，置炒制容器内，用中火加热，炒至黑褐色，喷洒少许清水，灭尽火星，炒干，取出，放凉。

5. 小蓟炭 取小蓟段，置炒制容器内，用武火加热，炒至表面黑褐色，内部黄褐色，喷淋少许清水，熄灭火星，取出，晾干。

五、注意事项

1. 炒前药物应大小分档，分次炒制，避免加热时生熟不匀。

2. 炒时应选择适当火力，并控制加热时间；一般炒黄用文火，炒焦用中火，炒炭用武火。同时应根据各药的特点作适当的调节。

3. 操作时，锅要预热，翻炒要均匀。

4. 炒黄的药物应防止焦化，炒焦的药物应防止炭化，炒炭的药物应防止灰化。

5. 炒焦、炒炭的药物应注意防火，必须完全放冷并仔细检查确实无火星后贮藏。

六、思考题

1. 炒黄、炒焦、炒炭各有哪些规格标准，各药操作时应注意什么？

2. 为什么炒焦、炒炭的药物必须放置一定的时间才能入库贮藏？

3. 本实验中各药物炮制作用是什么？

实验三　槐米炒炭前后鞣质及芦丁含量比较

一、实验目的

1. 了解槐米炒炭的目的和意义。

2. 通过对槐米炭中芦丁、鞣质的含量测定，从而验证"炒炭存性"的传统经验及止血作用增强的原理。

二、实验内容

采用高锰酸钾法测定鞣质的含量；采用比色法测定芦丁的含量。

三、实验材料

1. 鞣质的含量测定　温度计、10mL 吸量管、500mL 烧瓶、乳钵、漏斗、垂熔玻璃漏斗、500mL 容量瓶、500mL 量筒、10mL 量筒、贮液棕色瓶、25mL 酸式滴定管、10mL 刻度吸管、抽滤瓶；高锰酸钾、靛胭脂、浓硫酸、氯化钠、碳酸钡、明胶。

2. 芦丁含量测定　10mL 容量瓶、电炉、100mL 量筒、水浴锅、10mL 吸量管、25mL 容量瓶、分光光度计、索氏提取器；精制芦丁、亚硝酸钠、氢氧化钠、石油醚、甲醇。

四、实验方法

1. 鞣质含量测定

（1）分别取槐米生品及炒炭品，于研钵内研成粗粉，精密称定约 10g，加蒸馏水 300mL，小火煮沸 30 分钟，过滤。药渣再加水 100mL 复提 2 次，提尽鞣质，合并滤液，定容于 500mL 容量瓶中，静置过夜。次日滤去析出之沉淀物。精密吸取滤液 10mL 于 1000mL 锥形瓶中，加 500mL 蒸馏水，5mL 0.6% 靛胭脂，20mL 硫酸，0.02mol/L 高锰酸钾溶液滴定至出现黄绿色，消耗高锰酸钾的毫升数为 "A"。

（2）空白溶液测定：精密吸取上述提取液 100mL，加入 30mL 新鲜配制的 2.5% 明胶液，用氯化钠饱和，加入 10mL 10% 稀硫酸及 10g 硫酸钡振摇数分钟，用干滤纸过滤。吸取滤液 10mL，同上法用 0.02mL/L 高锰酸钾溶液滴定，消耗高锰酸钾的毫升数为 "B"。

（3）槐米中鞣质的含量测定：以鞣酸为标准，每毫升 0.1mol/L 高锰酸钾溶液，相当于 0.004157g 鞣酸。

$$X = \frac{(A-B) \times 0.004157 \times T \times 100}{W} \times \frac{M_1}{M_2}$$

式中：X——样品中鞣质含量（%）。

A——高锰酸钾的用量（毫升数）。

B——空白中高锰酸钾的用量（毫升数）。

T——稀释度。

W——取样量。

M_1——滴定用高锰酸钾的毫摩尔数。

M_2——0.1mol/L 高锰酸钾毫摩尔数。

2. 芦丁含量测定

（1）标准曲线的制备　精密称取干燥至恒重的芦丁，配制成 2.00mg/mL 的甲醇液。取 10mL 加水稀释至 100mL，精密吸取 0.00、1.00、3.00、4.00、5.00、6.00mL 分别置 25mL 容量瓶中，各加水至6mL，加5%亚硝酸钠溶液1mL，使混匀，放置6分钟，加10%硫酸铝溶液1mL，摇匀，放置6分钟，加氢氧化钠试液10mL，再加水至刻度，摇匀，放置15分钟。在500nm的波长处测定吸收度，以第一管为空白对照，绘制吸收度–浓度标准曲线。

（2）样品液制备及测定　精密称取生槐米、槐米炭粗粉各1g，置索氏提取器中，加30mL石油醚回流至提取液无色，放冷，弃去石油醚液。再加甲醇90mL，加热回流至提取液无色，将提取液置100mL容量瓶中，用甲醇少量洗涤容器，洗液并入容量瓶中，加甲醇至刻度，摇匀。精密吸取10mL，置100mL容量瓶中，加水至刻度，摇匀。

精密吸取3mL，置25mL容量瓶中，按标准曲线制备项下的方法，自"加水至6mL"起依法测定吸收度，计算含量。

计算式：

$$含量\% = \frac{C \times T}{W \times 100} \times 100\%$$

式中：C——由回归方程计算的样品量（mg）。

T——稀释度。

W——样品的重量（g）。

五、注意事项

1. 槐米炒炭时，铁锅温度不能超过250℃，槐米温度不能超过210℃。出炭率不能低于82%。

2. 槐米应在60℃干燥，芦丁应在60℃干燥至恒重。

3. 加明胶和酸性氯化钠溶液后，必须振摇。

六、思考题

1. 本实验含量测定的原理是什么？如何除去测定中的干扰物？

2. 槐米制炭前后鞣质、芦丁、槲皮素三成分有何关系？为什么？

实验四　加固体辅料炒法

一、实验目的

1. 了解加固体辅料炒法的目的和意义。
2. 掌握麸炒、米炒、土炒、砂炒、蛤粉炒、滑石粉炒的基本操作方法和质量要求。
3. 掌握麸炒、米炒、土炒、砂炒、蛤粉炒、滑石粉炒的火候及操作注意事项。

二、实验内容

1. **麸炒**　苍术、枳壳、枳实、僵蚕。
2. **米炒**　党参、斑蝥。
3. **土炒**　山药、白术。
4. **砂炒**　鸡内金、穿山甲、骨碎补、马钱子。
5. **蛤粉炒**　阿胶、鹿角胶。
6. **滑石粉炒**　刺猬皮、水蛭。

三、实验材料

电炒锅、炒药铲、大号搪瓷盘、中号搪瓷盘（具盖）、小号搪瓷盘（具盖）、天平、筛子、温度计、烧杯等。

麦麸、米、土、砂、蛤粉、滑石粉。

四、实验方法

（一）麸炒

用中火或武火先将锅预热，再将麦麸均匀撒入热锅中，至起烟时投入药物，不断翻动并适当控制火力，炒至药物表面呈黄色或深黄色时取出，筛去麦麸，放凉。

麦麸用量一般为：每100kg药物，用麦麸10~15kg。

1. 麸炒苍术　将麦麸撒入热锅内，中火加热至冒烟时投入苍术片，不断翻炒至苍术表面深黄色时，取出，筛去麦麸，放凉。

每100kg苍术片，用麦麸10kg。

2. 麸炒枳壳　将麦麸撒入热锅内，中火加热至冒烟时投入枳壳片，不断翻动，炒至枳壳表面淡黄色时，取出，筛去麦麸，放凉。

每100kg枳壳片，用麦麸10kg。

3. 麸炒枳实　将麦麸撒入热锅内，中火加热至冒烟时投入枳实片，快速翻炒至枳实表面淡黄色时，取出，筛去麦麸，放凉。

每 100kg 枳实片，用麦麸 10kg。

4. 麸炒僵蚕 将麦麸撒入热锅内，中火加热至冒烟时投入净僵蚕，快速翻炒至僵蚕表面呈黄色时出锅，筛去麸皮，放凉。

每 100kg 净僵蚕，用麦麸 10kg。

（二） 米炒

将锅预热，加入定量的米，用中火炒至冒烟时投入药物，拌炒至一定程度，取出，筛去米，放凉。

米的用量一般为：每 100kg 药物，用米 20kg。

1. 米炒党参 将米置热锅内，用中火加热炒至冒烟时投入党参片，拌炒至党参表面深黄色时，取出，筛去米，放凉。

每 100kg 党参片，用米 20kg。

2. 米炒斑蝥 将米置热锅内，用中火加热炒至冒烟，投入净斑蝥拌炒，至米呈黄棕色，取出，筛去米，放凉。

每 100kg 斑蝥，用米 20kg。

（三） 土炒

将灶心土碾成细粉，放入锅内，用中火加热炒至灵活状态时投入药物，翻炒至药物表面挂土粉，并透出香气时，取出，筛去土粉，放凉。

土的用量一般为：每 100kg 药物，用灶心土 25～30kg。

1. 土炒山药 将土粉置锅内，用中火加热炒至灵活状态，投入山药片拌炒，至山药表面均匀挂土粉时，取出，筛去土粉，放凉。

每 100kg 山药片，用土粉 30kg。

2. 土炒白术 将土粉置锅内，用中火加热炒至土呈灵活状态，投入白术片拌炒，至白术表面均匀挂上土粉时，取出，筛去土粉，放凉。

每 100kg 白术片，用土粉 25kg。

（四） 砂炒

取制过的砂置锅内，用武火加热至滑利，容易翻动时，投入药物，拌炒至质地酥脆或鼓起，外表呈黄色或较原色加深时取出，筛去砂，放凉，或趁热投入醋中略浸，取出干燥。

砂的用量以能掩盖所加药物为度。

1. 砂炒鸡内金 取净砂置热锅内，用中火加热至滑利容易翻动时，投入大小一致的净鸡内金，不断翻炒至鼓起、卷曲、酥脆、呈深黄色时，取出，筛去砂，放凉。

2. 炮山甲 取净砂置热锅内，用武火加热至滑利容易翻动时，投入大小一致的净穿山甲片，拌炒至鼓起，呈金黄色时，取出，筛去砂，放凉。

3. 砂炒骨碎补 将净砂置热锅内,用武火加热,至滑利容易翻动时,投入骨碎补片,不断翻炒至鼓起,取出,筛去砂,放凉,撞去毛。

4. 砂炒马钱子 取净河砂置热锅内,用武火加热至滑利容易翻动时,投入大小一致的马钱子,不断翻炒至鼓起、外表棕褐色或深棕色、内部红褐色并起小泡时,取出,筛去砂,放凉。

(五) 蛤粉炒

将研细过筛后的蛤粉置热锅内,用中火加热至蛤粉滑利易翻动时投入药物,拌炒至膨胀鼓起,内部疏松时取出,筛去蛤粉,放凉。

蛤粉的用量一般为:每100kg药物,用蛤粉30~50kg。

1. 蛤粉炒阿胶 将蛤粉置热锅内,中火加热炒至灵活状态时投入阿胶丁,不断翻炒至阿胶鼓起呈圆球形、内无溏心时取出,筛去蛤粉,放凉。

每100kg阿胶丁,用蛤粉40kg。

2. 鹿角胶珠 将蛤粉置热锅内,中火加热炒至灵活状态时投入鹿角胶块,不断翻动,炒至鼓起成圆球形、内无溏心时取出,筛去蛤粉,放凉。

每100kg鹿角胶,用蛤粉40kg。

(六) 滑石粉炒

将滑石粉置热锅内,用中火加热至灵活状态时投入药物,拌炒至药物质酥或鼓起或颜色加深时取出,筛去滑石粉,放凉。

每100kg药物,用滑石粉40~50kg。

1. 滑石粉炒刺猬皮 取滑石粉置热锅内,中火加热炒至灵活状态,投入净刺猬皮块,不断翻炒至刺尖卷曲、质地发泡时,取出,筛去滑石粉,放凉。

每100kg刺猬皮,用滑石粉40kg。

2. 滑石粉炒水蛭 取滑石粉置热锅内,中火加热炒至灵活状态,投入水蛭段,不断翻炒至微鼓起、呈黄棕色时,取出,筛去滑石粉,放凉。

每100kg水蛭,用滑石粉40kg。

五、注意事项

1. 药物应经过净选加工、干燥处理,并且大小分档。

2. 麸炒应待麸入热锅后烟起入药;土、砂、蛤粉、滑石粉炒时,应先将辅料加热至灵活状态再入药拌炒。

3. 麸炒火力不宜过大,以免麦麸迅速焦化、无浓烟产生而达不到麸炒的目的。

4. 米炒加热温度不宜过高,否则会使药材烫焦,影响质量。

5. 土炒应控制加热温度,土温过低,药物挂不上土,颜色也不易改变;土温过高,易使药物焦化。

6. 砂炒温度较高,操作时翻炒要勤,成品出锅要快,并立即去砂放凉。

7. 蛤粉炒时，胶类药物入锅后翻炒速度要快而均匀，否则会引起互相粘连，造成不圆整而影响外观。

8. 滑石粉炒适当调节火力，防止药物生熟不均或焦化。

9. 炒制毒性药物如斑蝥时应注意采取安全措施，防止中毒。炒过毒剧药物的辅料，不能再用于炒制其他药物，也不可乱倒。

六、思考题

1. 加辅料炒的目的是什么？

2. 为什么加辅料炒时应控制适当的温度，温度过高或过低对药物有何影响？

3. 本实验中各药物炮制的作用是什么？

实验五　中药炮制前后煎出物的比较

一、实验目的

通过对一些中药炮制前后煎出物的定量研究，了解中药炮制的目的。

二、实验内容

1. 不同厚度饮片煎出物的含量比较（甘草、黄芩）。
2. 种子类中药炮制前后煎出物的含量比较（王不留行、牵牛子）。
3. 动物类中药炮制前后煎出物的含量比较（穿山甲、鸡内金）。

三、实验材料

烧杯、锥形瓶（250mL）、冷凝管、吸管（25mL、100mL）、瓷蒸发皿、布氏漏斗、抽滤瓶（300mL）、水浴锅、干燥器、扭力天平、分析天平等。

四、实验方法

（一）供试品的制备

1. 饮片的切制　取甘草、黄芩按规定的方法切成不同厚度的饮片。

（1）甘草　规格一：约2mm；规格二：约10mm。

（2）黄芩　规格一：约1.5mm；规格二：约9.5mm。

2. 中药的炮制　种子类和动物类中药分别按规定的方法炮制。

（1）王不留行、牵牛子　分别按规定的炒黄法进行炮制。

（2）穿山甲、鸡内金　分别按规定的砂炒法进行炮制。

（二）水煎出物的测定

分别取药材样品各4g，称定重量（准确至0.01g），置250mL三角瓶中，精确加水100mL，塞紧，称定重量（准确至0.01g），静置1小时后，连接回流冷凝管，加热至沸腾，并保持微沸1小时。放冷后，取下锥形瓶，密塞，称定重量，用水补足减失的重量，摇匀，用干燥滤器滤过。精密量取滤液25mL，置已干燥至恒重的蒸发皿中，在水浴上蒸干后，于105℃干燥3小时，移置干燥器中，冷却30分钟，迅速精密称定重量，计算供试品中含水溶性浸出物的百分数。

五、注意事项

1. 回流时注意控制火力，防止暴沸。
2. 吸取滤液时，不要搅拌，力求一次吸取。
3. 干燥时应注意控制温度和时间。

六、思考题

通过中药炮制前后煎出物定量测定结果，说明中药炮制的目的和意义。

实验六　炮制对马钱子内含成分士的宁的影响

一、实验目的

1. 掌握马钱子炮制方法及质量标准。
2. 了解马钱子炮制的目的和意义。

二、实验内容

1. 砂烫法炮制马钱子。
2. 分光光度法测定马钱子中士的宁含量。
3. 薄层扫描法测定马钱子中士的宁含量。

三、实验材料

电炒锅、炒药铲、搪瓷盘、天平、筛子、温度计、碘量瓶、辅料砂等。

紫外分光光度计、薄层扫描仪、分析天平、微量注射器、滤纸、具塞锥形瓶、移液管（10mL，0.2mL，0.1mL）、滴管、漏斗、分液漏斗、量筒、玻璃棒、容量瓶（50mL）。

氯仿、氨水、硫酸、正己烷、乙酸乙酯、甲醇、二乙胺、硅胶 GF_{254} 板等。

0.5mol/L 硫酸液：取硫酸 30mL，缓缓注入适量蒸馏水中，冷却至室温并稀释至1000mL，摇匀。

四、实验方法

（一）炮制品及样品的制备

1. 炮制

（1）生马钱子　取原药材，除去杂质，筛去灰屑。

（2）制马钱子　将净砂置热锅内，用武火加热至灵活状态时，投入大小一致的马钱子，不断翻动，至外表棕褐色，鼓起，内部红褐色，并起小泡时，取出，筛去砂子，放凉。

2. 样品的制备

（1）生马钱子粉　取生马钱子，粉碎，过 20 目筛。

（2）制马钱子粉　取制马钱子，粉碎，过 20 目筛。

（二）分光光度法测定马钱子中士的宁含量

取生或制马钱子粉约 0.4g，精密称定，置 100mL 具塞锥形瓶中，精密加入氯仿

20mL 与浓氨试液 0.3mL，密塞，称定重量，冷浸 24 小时，称重，用氯仿补足提取过程中损失的重量，充分振摇，滤过。精密量取滤液 10mL，置分液漏斗中，以硫酸液（0.5mol/L）提取 4 次，每次 10mL，提取液均以硫酸液（0.5mol/L）预先湿润的滤纸滤入 50mL 容量瓶中，并以硫酸液（0.5mol/L）适量洗涤滤器，洗液并入容量瓶中，再加硫酸液（0.5mol/L）稀释至刻度，摇匀，精密量取 10mL，置 50mL 容量瓶中，加硫酸液（0.5mol/L）稀释至刻度，摇匀，照分光光度法，在 262nm 及 300nm 的波长处测定吸收度，照下式计算，即得。

计算式：

$$士的宁\% = \frac{5(0.321a - 0.467b)}{W(1-水分)}$$

式中：a——吸收度（262nm）。

b——吸收度（300nm）。

W——供试品重量（g）。

（三） 薄层扫描法测定马钱子中士的宁含量

1. 提取液制备　精密称取马钱子粉末 2g，置 150mL 碘量瓶中，加入 10% 氨水 3mL 湿润，室温放置 1.5 小时，加入 80mL 氯仿浸泡 3 天，其间振摇 3 次，每次 10 分钟，过滤，滤渣用氯仿洗涤 3 次，每次 10mL，合并滤液，减压回收氯仿浓缩，用 1mL 左右吸管转移至 5mL 容量瓶中，再加氯仿 3 次，每次 1mL，洗涤瓶壁，合并氯仿液，加氯仿至刻度。

2. 标准曲线的绘制　精密称取士的宁 9mg，置 2mL 容量瓶中，用氯仿溶解并定容至刻度。用微量注射器精密吸取士的宁（1，2，3，4，5μL）分别在薄层板上点样，用展开剂正己烷-醋酸乙酯-甲醇-二乙胺（8：6：0.3：1.5）展开，展距 15cm，取出挥干溶剂，用双波长扫描仪反射锯齿扫描测定，测定波长 260nm，参比波长 360nm，$SX=3$。根据标准品浓度及峰面积值进行线性回归，求出工作曲线和回归方程。

3. 样品液测定　精密吸取样品液 9μL，在硅胶 GF_{254} 薄层板上点样，展开后经薄层扫描，测得样品与对照品的峰面积，由工作曲线、回归方程计算各炮制品中士的宁含量。

五、注意事项

1. 炒过毒剧药物的辅料，不能炮制其他药物，不可乱倒。
2. 提取是否完全，可用改良碘化铋钾试液、硅钨酸试液、碘-碘化钾试液检查。
3. 马钱子及其生物碱系剧毒药，实验时要注意安全，严禁带走。

六、思考题

马钱子应如何炮制？其炮制原理是什么？

实验七 炙 法

一、实验目的

1. 了解各种炙法的目的和意义。
2. 掌握各种炙法的基本操作方法和质量标准。

二、实验内容

1. **酒炙** 当归、白芍、黄芩、续断、丹参、川芎、大黄。
2. **醋炙** 香附、延胡索、乳香、柴胡、五灵脂。
3. **盐炙** 杜仲、黄柏、车前子。
4. **姜炙** 厚朴、竹茹。
5. **蜜炙** 甘草、黄芪、百部、麻黄、百合。

三、实验材料

电炒锅、炒药铲、大号搪瓷盘、中号搪瓷盘（具盖）、小号搪瓷盘（具盖）、铜冲、天平、温度计、烧杯、量杯、表面皿、玻璃棒等。

黄酒、米醋、食盐、姜、蜂蜜。

四、实验方法

（一）酒炙法

将净制或切制后的药物与一定量的酒拌匀，稍闷润，待酒被吸尽，置炒制容器内，用文火炒至规定程度，取出，晾凉。

每100kg药物，用黄酒10～20kg。

1. 酒当归 取净当归片，加入定量黄酒拌匀，闷润至酒被吸尽，置热锅内，文火加热，炒至深黄色，取出，放凉。

每100kg当归，用黄酒10kg。

2. 酒白芍 取净白芍片，加入定量黄酒拌匀，闷润至酒被吸尽，置热锅内，文火加热，炒至微黄色，取出，放凉。

每100kg白芍，用黄酒10kg。

3. 酒黄芩 取净黄芩片，加入定量黄酒拌匀，闷润至酒被吸尽，置热锅内，文火加热，炒至深黄色，取出，放凉。

每100kg黄芩，用黄酒10kg。

4. 酒续断 取净续断片，加入定量黄酒拌匀，闷润至酒被吸尽，置热锅内，文火加热，炒至微带黑色时，取出，放凉。

每100kg续断片，用黄酒10kg。

5. 酒丹参 取净丹参片，加入定量黄酒拌匀，闷润至酒被吸尽，置热锅内，文火加热，炒至黄褐色，取出晾凉。筛去碎屑。

每100kg丹参片，用黄酒10kg。

6. 酒川芎 取净川芎片，加入定量黄酒拌匀，闷润至酒被吸尽，置热锅内，文火加热，炒至棕黄色时，取出，晾凉。筛去碎屑。

每100kg川芎片，用黄酒10kg。

7. 酒大黄 取净大黄片或块，加入定量黄酒拌匀，闷润至酒被吸尽，置热锅内，文火加热，炒至色泽加深，取出，晾凉。筛去碎屑。

每100kg大黄片或块，用黄酒10kg。

（二） 醋炙法

先拌醋后炒药：将净制或切制后的药物，加入定量的米醋拌匀，闷润，待醋被吸尽后，置炒制容器内，用文火炒至一定程度，取出，晾凉。

先炒药后喷醋：将净选后的药物，置炒制容器内，炒至表面熔化发亮（树脂类）或表面颜色改变，有腥气溢出（动物粪便类）时，喷洒定量米醋，炒至微干，取出后继续翻动，摊开晾干。

每100kg药物，用米醋20～30kg。

1. 醋香附 取净香附颗粒或片，加定量米醋拌匀，闷润至醋被吸尽，置热锅内，文火加热炒干，至表面呈棕褐色时，取出，晾凉。

每100kg香附，用米醋20kg。

2. 醋延胡索 取净延胡索片，加入定量米醋拌匀，闷润至醋被吸尽，置热锅内，文火加热，炒至深黄色，取出，放凉。

每100kg延胡索，用米醋20kg。

3. 醋乳香 取净乳香，置热锅内，文火加热，炒至冒烟，表面微熔，喷淋定量米醋，边喷边炒至表面显油亮光泽时，取出，摊开放凉。

每100kg乳香，用米醋10kg。

4. 醋柴胡 取净柴胡片，加入定量米醋拌匀，闷润至醋被吸尽，置热锅内，文火加热，炒至色泽加深，取出，放凉。

每100kg柴胡，用米醋20kg。

5. 醋五灵脂 取净五灵脂，置热锅内，文火加热，微炒后喷淋定量米醋，边炒边喷，炒至微干，有光泽时，取出，晾干。

每100kg五灵脂，用米醋10kg。

（三） 盐炙法

先拌盐水后炒药：将食盐加适量清水溶化，与药物拌匀，闷润至盐水吸尽，置炒制容器内，用文火炒至一定程度，取出，晾凉。

先炒药后加盐水：先将药物置炒制容器内，用文火炒至一定程度，再喷淋盐水，炒干，取出，晾凉。

每 100kg 药物，用食盐 2kg。

1. 盐杜仲 取杜仲丝或块，加盐水拌匀，润透，置热锅内，用中火炒至颜色加深、有焦斑时，丝易断时，取出，晾凉。

每 100kg 杜仲，用食盐 2kg。

2. 盐黄柏 取黄柏丝或块，加盐水拌匀，润透，置热锅内，用文火加热，炒至颜色变深、有焦斑时，取出，晾凉。

每 100kg 黄柏，用食盐 2kg。

3. 盐车前子 取净车前子，置热锅内，用文火加热，炒至略有爆裂声、微鼓起时，喷淋盐水，炒干，取出，晾凉。

每 100kg 车前子，用食盐 2kg。

（四） 姜炙法

将药物与一定量的姜汁拌匀，闷润至姜汁渗入药物内部。然后置炒制容器内，用文火炒至一定程度，取出，晾凉。

每 100kg 药物，用生姜 10kg 或用干姜，干姜用量为生姜的三分之一。

1. 姜厚朴 取厚朴丝，加姜汁拌匀，闷润至姜汁吸尽，置热锅内，用文火加热，炒干，取出晾凉。

每 100kg 厚朴，用生姜 10kg。姜汁可用煎汁（煎二次）或捣汁的方法制备。

2. 姜竹茹 取竹茹段或团，加姜汁拌匀，闷润至姜汁吸尽，置热锅内，用文火加热，至微黄色、略有焦斑时，取出，晾凉。

每 100kg 竹茹，用生姜 10kg。姜汁可用煎汁（煎二次）或捣汁的方法制备。

（五） 蜜炙法

先拌蜜后炒药：取一定量的熟蜜，加适量开水稀释，与药物拌匀，闷润至蜜渗入药物组织内部，置炒制容器内，用文火炒至颜色加深、不粘手时，取出，晾凉。

先炒药后加蜜：将药物置炒制容器内，用文火炒至颜色加深，加入一定量的熟蜜，迅速翻动，拌匀，炒至不粘手时，取出，晾凉。

每 100kg 药物，用熟蜜 25kg。

1. 炙甘草 取熟蜜，加适量开水稀释，淋入净甘草片中拌匀，闷润，置热锅内，用文火加热，炒至老黄色、不粘手时，取出，晾凉。

每 100kg 甘草片，用熟蜜 25kg。

2. 炙黄芪 取熟蜜，加适量开水稀释，淋入净黄芪片中拌匀，闷润，置热锅内，用文火加热，炒至深黄色、不粘手时，取出，晾凉。

每 100kg 黄芪片，用熟蜜 25kg。

3. 炙百部 取熟蜜，加少量开水稀释，淋入净百部片中拌匀，闷润，置热锅内，用文火加热，炒至不粘手时，取出，晾凉。

每100kg百部片，用熟蜜12.5kg。

4. 炙麻黄 取熟蜜，加适量开水稀释，淋入净麻黄段中拌匀，闷润，置热锅内，用文火加热，炒至不粘手时，取出，晾凉。

每100kg麻黄段，用熟蜜20kg。

5. 炙百合 取净百合，置热锅内，用文火加热，炒至颜色加深时，加入开水稀释过的熟蜜，迅速翻炒均匀，炒至微黄色、不粘手时，取出，晾凉。

每100kg百合，用熟蜜5kg。

五、注意事项

1. 采用先拌辅料后炒药的方法时，辅料要与药物拌匀，闷润至吸尽或渗透到药物组织内部后再进行炒制。

2. 采用先炒药后加辅料的方法，辅料要均匀喷洒在药物上。

3. 酒炙药物闷润时，容器要加盖密闭，以防酒迅速挥发。

4. 溶化食盐时，水的用量一般以食盐的4~5倍量为宜。

5. 制备姜汁时，水的用量一般以最后所得姜汁与生姜的比例为1∶1较适宜。

6. 蜜炙时间可稍长，尽量将水分除去，避免发霉。并注意放凉后密闭贮存。

7. 若液体辅料用量较少，不易与药物拌匀时，可先加适量开水稀释后，再与药物拌润。

8. 大部分药物应文火炒制，勤加翻动，使药物受热均匀，炒至规定的程度。

六、思考题

1. 本实验中各药物炮制的作用是什么？

2. 本实验中各药物炮制时应注意什么？

3. 乳香等药物为什么采用先炒药后加辅料的方法炮炙？

4. 蜜炙、姜炙、盐炙法所用辅料如何制备？

实验八　炮制对延胡索生物碱煎出率及镇痛作用的影响

一、实验目的

了解延胡索醋制的目的和意义。

二、实验内容

1. 醋煮或醋炙法制备延胡索。
2. 延胡索煎液总生物碱含量测定。
3. 延胡索煎液镇痛试验。

三、实验材料

电炉、烧杯、分液漏斗、容量瓶（10mL）、回收装置、刻度吸管（5mL）、圆底烧瓶、碱式滴定管、注射器、秒表、计数器。

氯仿、硫酸、氨水、无水硫酸钠、氢氧化钠、甲基红、溴甲酚绿、试纸、醋酸、米醋等。

四、实验方法

（一）炮制

1. 延胡索

（1）取原药材，除去杂质，大小分开，洗净，稍浸、润透，切厚片，干燥。筛去碎屑。

（2）取原药材，除去杂质，洗净，干燥，打碎成颗粒状。

2. 醋延胡索

（1）取净延胡索，加米醋与适量水（平药面），用文火加热，煮至透心，醋液被吸尽时取出，略晾，切厚片，干燥。筛去碎屑或干燥后捣碎。

（2）取生品延胡索，加入定量米醋拌匀，闷润至醋被吸尽，置炒制容器内，用文火加热，炒干，取出，晾凉。筛去碎屑。

每100kg延胡索，用米醋20kg。

（二）　煎液总生物碱含量测定

1. 样品液制备　精密称取延胡索生品及醋制品各10g，分别置500mL烧杯中，加水煎煮2次（200mL，100mL），每次微沸20分钟，脱脂棉过滤，加氨水调pH10以上，移入 250mL 分液漏斗中，用氯仿萃取至无生物碱反应，合并萃取液，加 20mL 蒸馏水洗涤，再用 5mL 氯仿洗涤水层，合并氯仿。加无水硫酸钠 3g 脱水，回收氯仿至小体积，转入 10mL 容量瓶中，加氯仿至刻度，备用。

2. 含量测定 精密吸取上述样品液 5mL，置 100mL 锥形瓶中水浴挥去氯仿，加氯仿 2mL 溶解残渣，加 0.01mol/L 硫酸 20mL，水浴挥去氯仿，加甲基红-溴甲酚绿指示剂 2 滴，用 0.02mol/L 氢氧化钠液滴定，终点由红色变为绿色（或以电位测定法指示终点，等当点为 pH 5.1）。

计算方法：总生物碱含量以延胡索乙素计。每毫升 0.01mol/L 硫酸溶液相当于 7.1084mg 延胡索乙素。

（三） 煎出液镇痛试验

1. 样品液制备 取延胡索生品及醋制品各 25g，分别加水煎煮 2 次（400mL，250mL），微沸 25 分钟，过滤，浓缩至 100mL，备用。

2. 试验方法 取 18~22g 小鼠（雄性）30 只，随机分为三组，对照组给等体积生理盐水，给药组分别灌上述样品液 0.6 毫升/只，40 分钟后，各鼠腹腔注射 0.7% 醋酸 0.1mL/10g，观察并记录 15 分钟内产生扭体反应的动物数或每组扭体反应的次数，比较延胡索生品和醋制品组与生理盐水组的镇痛效果。

五、注意事项

1. 延胡索水煎液因含淀粉而不易过滤，需用少量棉花过滤。
2. 萃取时出现乳化不易分层时，可用玻璃棒搅拌使其分层。

六、思考题

1. 延胡索有哪些炮制方法？炮制前后作用有何不同？
2. 延胡索为什么用醋制？

实验九　煅　法

一、实验目的

1. 了解煅法的目的和意义。
2. 掌握明煅法、煅淬法、扣锅煅法的基本操作方法、注意事项和质量标准。

二、实验内容

1. 明煅　明矾、石膏、龙骨。
2. 煅淬　炉甘石、自然铜、磁石。
3. 扣锅煅　棕榈、血余、灯心草、荷叶。

三、实验材料

马弗炉、煅药炉、煅药锅、坩埚、坩埚钳、烧杯、量筒、乳钵、电炉、大小瓷蒸发皿、搪瓷盘、台秤等。
盐泥、米醋等。

四、实验方法

（一）　明煅法

敞锅煅：将药物直接放入煅锅内，用武火加热的煅制方法。
炉膛煅：将药物直接放于炉火上煅至红透，取出放凉。煅后易碎或煅时爆裂的药物需装入耐火容器或适宜容器内煅制。
其他还有平炉煅、反射炉煅。

1. 枯矾　取净明矾，敲成小块，称重，置耐火容器内，用武火加热至熔化，继续煅至无气体放出、呈白色蜂窝状时，取出，放凉，称重。

2. 煅石膏　取净石膏块，称重，置耐火容器内或直接置火源上，用武火加热，煅至红透，取出，放凉，碾细，称重。

3. 煅龙骨　取净龙骨，敲成小块，称重，置耐火容器内，用武火加热，煅至红透，取出，放凉，称重。

（二）　煅淬法

将药物按明煅法煅烧至红透后，立即投入规定的液体辅料中骤然冷却，反复数次，至液体辅料吸尽、药物全部酥脆，取出，放凉。

1. 煅炉甘石　取净炉甘石，置耐火容器内，用武火加热，煅至红透，取出，立即倒入水中浸淬，搅拌，倾取混悬液，残渣反复煅淬 2 ~ 3 次。合并混悬液，静置，倾去上层清水，下层沉淀干燥，研细。

2. 煅自然铜 取净自然铜，置耐火容器内，用武火加热，煅至红透，取出，立即倒入醋内浸淬，如此反复煅淬数次，至黑褐色，表面光泽消失并酥松，取出，放凉。

每 100kg 自然铜，用米醋 30kg。

3. 煅磁石 取净磁石，砸成小块，置耐火容器内，用武火加热，煅至红透，取出，立即倒入醋液内淬制，反复煅淬至酥脆，取出，干燥，碾碎。

每 100kg 磁石，用米醋 30kg。

（三） 扣锅煅法

将药物置于锅中，上盖一较小的锅，两锅结合处用盐泥封严，扣锅上压一重物，扣锅底部贴一白纸条或放几粒大米，用武火加热，煅至白纸或大米呈深黄色，药物全部炭化，离火，待完全冷却后，开锅取出药物。

1. 棕榈炭 取净棕榈段或棕板块，置适宜容器内，上扣一较小容器，两容器结合处用盐泥封固，上压重物，并贴一块白纸条或放大米数粒，先用文火后用武火煅至白纸或大米呈深黄色时，停火，待凉后，开锅取出药物。

2. 血余炭 取头发除去杂质，反复用稀碱水洗去油垢，清水漂净，晒干，置适宜容器内，上扣一较小容器，两容器结合处用盐泥封固，上压重物，并贴一块白纸条或放大米数粒，用武火加热至白纸或大米呈深黄色时，离火，待凉后，开锅取出药物。

3. 灯心草炭 取净灯心草，扎成小把，置适宜容器内，上扣一较小容器，两容器结合处用盐泥封固，上压重物，并贴一块白纸条或放大米数粒，用武火煅至白纸或大米呈深黄色时，停火，待凉后，开锅取出药物。

4. 荷叶炭 取净荷叶折叠后平放锅内，置适宜容器内，上扣一较小容器，两容器结合处用盐泥封固，上压重物，并贴一块白纸条或放大米数粒，用武火煅至白纸或大米呈深黄色时，停火，待凉后，开锅取出药物。

五、注意事项

1. 煅制白矾时中途不得停止加热，不要搅拌。
2. 煅淬药物时，火力要强，并趁热淬之。
3. 自然铜煅制过程中，会产生硫的升华物或有毒的二氧化硫气体，故应在通风处操作。
4. 扣锅煅时，药料不宜放得过多、过紧；应随时用湿泥封堵两容器结合处的盐泥裂缝；煅透后应放冷才能打开。

六、思考题

1. 本实验中三种煅制方法有何不同？
2. 本实验中各药物炮制时应注意什么？
3. 本实验中各药物炮制的作用是什么？

实验十　中药制炭药物止血作用实验

一、实验目的

了解中药制炭的目的和意义。

二、实验内容

1. 棕榈煅炭或炒炭前后出血、凝血时间的测定。
2. 槐米、大蓟炒炭前后出血、凝血时间的测定。

三、实验材料

乳钵、5mL 注射器、毛细管（φ1mm）、剪刀、秒表、小鼠灌胃器、兔开口器、导尿管、滤纸条、小砂轮、台秤、电炉、天平。

小鼠、家兔、生理盐水等。

四、实验方法

（一）　炮制

1. 棕榈炭

（1）取净棕榈段或棕板块，置适宜容器内，上扣一较小容器，两容器结合处用盐泥封固，上压重物，并贴一块白纸条或放大米数粒，先用文火后用武火煅至白纸或大米呈深黄色时，停火，待凉后，开锅取出药物。

（2）取净棕板，切成小块，用武火炒至黑棕色，喷淋少量清水，取出，干燥。

2. 槐米炭　取净槐米，置炒制容器内，用中火加热，炒至黑褐色，喷洒少许清水，灭尽火星，炒干，取出，放凉。

3. 大蓟炭　取大蓟段或片，置炒制容器内，用武火加热，炒至表面焦黑色，内部棕褐色，喷洒少许清水，灭尽火星，取出，晾干。

（二）　药液的制备

称取生药和炭药各 100g，分别置 1000mL 烧杯中，加水 400mL 煎煮 1 小时，用纱布过滤，残渣加水 200mL，再煎煮 30 分钟，纱布过滤，合并滤液浓缩至 100mL。

（三）　出血时间测定

取体重 18～22g 小鼠 30 只，随机分成 3 组，称重、标号。按 0.8mL/20g 剂量，分别将生药水煎液和炭药水煎液给两组小鼠灌胃。半小时后，剪去小鼠尾部 3mm，每隔 30 秒，用滤纸轻轻吸去血滴，但不能挤压尾部，直至血流自然停止，用秒表记录出血时间。另以生理盐水组对照，对所得结果进行统计学分析。

（四） 凝血时间测定

取体重 18～22g 小鼠 30 只，随机分成 3 组，称重、标号。按 0.8mL/20g 剂量，分别将生药水煎液和炭药水煎液给两组小鼠灌胃。半小时后，用毛细管（φ1mm）于小鼠眼球静脉取血，至管内血柱达 5cm 后取出，当血液进入毛细管时开始计时，每 30 秒轻轻折断毛细管约 0.5cm，若有血丝出现即为凝血，测得凝血时间。另以生理盐水为对照组，对所得结果进行统计学分析。

五、注意事项

1. 测定出血时间时，应将小鼠固定，并尽量使之保持安静。
2. 测定凝血时间时，应轻折毛细管，并缓缓向左右拉开。

六、思考题

中药制炭目的是什么？本实验中各药制炭前后止血作用有何不同？

实验十一 炉甘石、自然铜煅制前后内含成分的比较

一、实验目的

1. 掌握炉甘石、自然铜煅制的方法及质量标准。
2. 通过煅制前后内含成分的比较，明确炉甘石、自然铜的炮制目的和意义。

二、实验内容

1. 炉甘石的煅制及其炮制前后内含成分的比较。
2. 自然铜的煅制及其炮制前后内含成分的比较。

三、实验材料

坩埚，烧杯，量筒，火钳，电炉，大、小瓷蒸发皿，搪瓷盘，台秤，马弗炉，分析天平，锥形瓶（250mL），恒温水浴锅，称量瓶，铁架台，酸、碱式滴定管，容量瓶，玻璃漏斗。

醋、水、NH_4OH-NH_4Cl 缓冲液、铬黑 T、EDTA、活性炭、硫酸–磷酸混合液、0.5% 二苯胺磺酸钠、0.05mol/L 重铬酸钾标准液。

炉甘石、自然铜。

四、实验方法

（一）煅制

1. 炉甘石 取净炉甘石，置坩埚内，用武火加热，煅至红透，取出后，立即倒入水中浸淬，搅拌，倾取混悬液，未煅透者沥干后再煅烧，反复浸淬 3～4 次，将煅淬好的炉甘石放在乳钵内，研磨，倾取上层混悬液，余者加水继续研磨，直至将全部炉甘石都研成细粉末，将未磨碎的杂质渣淬去掉，合并混悬液，静置，倾去上层清水，干燥，得炉甘石的极细粉末。

2. 自然铜 取净自然铜，置坩埚内，用武火加热，煅至红透，取出后立即倒入醋中浸淬，搅拌，倾取混悬液，未煅透者再反复煅淬 3～4 次，直至自然铜呈黑褐色，表面光泽消失并酥松，取出，摊晾。

自然铜每 100kg，用米醋 30kg。

（二）炉甘石定性测定

取生、煅炉甘石各 15g，置于两个锥形瓶中，加适量蒸馏水，再加稀盐酸 13mL，迅

速将通有玻璃弯管的橡皮塞塞紧，将管的另一端导入盛有氢氧化钙溶液的试管中，比较两管发生的变化，可见盛有生炉甘石的锥形瓶中有沉淀产生，盛有煅炉甘石的锥形瓶中无沉淀生成。炮制原理如下：

1. 生炉甘石主含 $ZnCO_3$，在高温条件下煅烧成 ZnO，能更好地发挥消炎生肌、收敛的功效。

2. $ZnCO_3$ 在酸性溶液中，生成 $ZnCl_2$，放出 CO_2，CO_2 遇 $Ca(OH)_2$ 溶液可生成 $CaCO_3$ 沉淀。

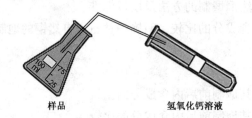

样品　　　　　　　　　　氢氧化钙溶液

（三） 成分测定

1. 炉甘石煅制前后 ZnO 含量测定

（1）生炉甘石 ZnO 的百分含量测定　取生炉甘石细粉约 0.1g（精确到 0.001g），于 105℃ 干燥 1 小时，放冷后精密称定重量。置锥形瓶（250mL）中，加入稀盐酸 10mL，振摇，加浓氨水和 NH_4OH–NH_4Cl 缓冲液各 10mL，摇匀，加磷酸氢二钠 10mL，振摇，过滤。锥形瓶用 NH_4OH–NH_4Cl 和水（1∶4）混合液洗涤 3 次，每次 10mL，合并洗液和滤液，加铬黑 T 指示剂少许，用 0.05mol/L 的 EDTA 液滴定至溶液由紫红色变为纯蓝色，即得。

（2）煅炉甘石 ZnO 百分含量的测定　取煅制后的炉甘石细粉约 0.1g，105℃ 干燥 1 小时，放冷，精密称定，置 250mL 锥形瓶中，加入 NH_4OH–NH_4Cl 缓冲液 30mL，加塞，置 90~95℃ 保温水浴 1 小时（每 20 分钟搅拌 1 次），滤过。锥形瓶用 NH_4OH–NH_4Cl 和水（1∶4）混合液洗涤 3 次，每次 10mL，合并洗液和滤液，加铬黑 T 指示剂少许，用 0.05mol/L 的 EDTA 液滴定至溶液由紫红色变为纯蓝色。

$$ZnO\% = \frac{VT}{S} \times 100\%$$

式中：V——消耗 0.05mol/L EDTA 液的毫升数。

T——每毫升 0.05mol/L EDTA 液相当于 ZnO 的重量（$T=4.069$）。

S——样品重量（mg）。

2. 自然铜煅制前后含铁量的测定　取生、煅自然铜粉末各 3g，精密称定，置 250mL 锥形瓶内，加水 100mL，煮沸 25 分钟，加入活性炭 0.1g，继续煮沸 10 分钟，过滤。滤渣 80mL，煮沸 20 分钟，过滤，合并滤液，加入硫酸-磷酸混合液 15mL，0.5% 二苯胺磺酸钠 3 滴，用 0.01mol/L 重铬酸钾标准液滴定至稳定的蓝紫色，即得。每毫升重铬酸钾溶液（0.01mol/L）相当于 3.351mg 的铁。

炮制原理：$(FeS_2)_2$ 在400℃时生成 FeS，FeS 与氧气发生反应生成 Fe_2O_3，Fe_2O_3 在750℃高温下生成 Fe_3O_4，二价铁离子与铬酸根反应，颜色变成蓝紫色。

五、注意事项

1. 进行炉甘石定测定时，注意加入 HCl 后，动作要迅速，立即将玻璃弯管插入盛有 $Ca(OH)_2$ 溶液的试管中。

2. 装样品的锥形瓶和装 $Ca(OH)_2$ 溶液的试管均须倾斜一定的角度，以45°为宜。

3. 测定自然铜含铁量时，滴定前加入硫酸-磷酸混合液后应立即滴定。

六、思考题

1. 什么叫煅淬？煅淬法、明煅法和扣煅法有什么不同？

2. 通过生、煅炉甘石的定性实验，说明了什么问题？

3. 用重铬酸钾法测定二价铁离子含量时，滴定前为什么要加入硫酸-磷酸混合液？加入混合液为什么要立即滴定？

实验十二 蒸 法

一、实验目的

1. 了解蒸制的目的和意义。
2. 掌握蒸制的基本操作方法。

二、实验内容

1. 清蒸 黄芩、桑螵蛸。
2. 加辅料蒸 黑豆汁蒸何首乌、酒蒸大黄、酒蒸地黄。

三、实验材料

电热锅、锅铲、烧杯、量筒、捞勺、搪瓷盘、台秤、筛子、蒸帘。
黑豆、大黄、何首乌。

四、实验方法

1. 清蒸黄芩 取原药材，除去杂质，洗净。大小分档，置蒸制容器内，用武火隔水蒸至"圆汽"后半小时，待质地软化，取出，趁热切薄片，干燥（注意避免暴晒）。

2. 清蒸桑螵蛸 取原药材，除去杂质，洗净，置蒸制容器内，用武火隔水蒸至"圆汽"后约1小时，容器壁有水蒸气凝结成的水珠滴下为度，取出晒干或烘干，用时剪碎。

3. 黑豆汁蒸何首乌 将净何首乌片置适宜容器内，用一定量的黑豆汁（黑豆汁制法见下）拌匀，闷润，置蒸制容器内，隔水加热。先用武火加热，蒸至圆汽后改用文火，蒸至汁液被吸尽，药物呈棕褐色时，取出，放凉，干燥。

黑豆汁制备：将定量的黑豆（每100kg何首乌，用黑豆10kg），加一定量的水，煮约3小时，滤汁，残渣再加水煮2小时，滤汁，合并两次滤汁，浓缩至一定量（黑豆：黑豆汁=1∶3），即得。

4. 熟大黄 取大黄片或块，用黄酒拌匀，闷润至黄酒被吸尽，装入炖药罐内或适宜蒸制容器内，密闭，隔水炖或蒸至大黄内外均呈焦黑色时，取出，干燥。

每100kg大黄片或块，用黄酒30kg。

5. 熟地黄 取净生地黄，加黄酒拌匀，置蒸制容器内，密闭隔水炖或蒸至酒吸尽，药物显乌黑色光泽，味转甜，取出，晒至外皮黏液稍干时，切厚片或块，干燥。

每100kg生地黄，用黄酒30~50kg。

五、注意事项

1. 需用辅料拌蒸的药物，待辅料被吸尽后再蒸。
2. 蒸制药物时，要注意火候、时间、水量，确保药物质量。

六、思考题

1. 说明药物蒸制的目的。
2. 在蒸制过程中应注意什么？有何体会？

实验十三　黄芩炮制的质量控制及抑菌作用研究

一、实验目的

1. 了解黄芩蒸制软化的目的。
2. 掌握黄芩炮制的质量控制方法。
3. 认识冷制和蒸制黄芩由于内含酶活性的变化而对成分产生的影响。
4. 通过炮制前后黄芩的抑菌效果比较，进一步认识控制黄芩质量的重要性。

二、实验内容

1. 黄芩饮片的制备。
2. 观察冷制和蒸制黄芩色泽的变化。
3. 黄芩有效成分的定性和定量分析。
4. 抑菌试验。

三、实验材料

电炒锅（带盖、蒸帘）、粉碎机、电炉、干燥器、温度计、水浴锅、普通天平、分析天平、分光光度计、乳钵、烧杯、试管夹、小锥形瓶、小漏斗、具塞锥形瓶、容量瓶（10、50mL）、移液管（0.1、0.2、0.5、1.0mL）、层析槽、层析板（2块）、毛细管、量筒（10mL）、滤纸、孵箱、接种针、培养皿。

硅胶 G、CMC-Na、乙醇（50%、95%）、甲苯、甲酸、乙酸乙酯、黄芩苷、黄芩苷元、黄芩原药材、$AlCl_3$ 显色剂、葡萄球菌（1∶10）、痢疾杆菌（1∶10）、肉汤琼脂培养基。

直尺（自带）、铅笔（自带）。

四、实验方法

（一）黄芩饮片制备

1. 蒸制法　先将水煮沸后，再将净黄芩置锅内蒸帘上，隔水加热，蒸至上大汽后半小时，候质地软化，取出，趁热切薄片，干燥。观察色泽变化。

2. 冷制法　取净黄芩，冷水浸润软化，切薄片，干燥。观察色泽变化。

（二）定性实验

1. 样品的制备　取干燥的生品黄芩药材及蒸制黄芩片，分别粉碎，各称取 0.2g 置小锥形瓶中，加蒸馏水 2mL，放置 24 小时，观察记录色泽变化，然后各加 95% 乙醇 8mL，立即放入 80℃ 水浴中加热 10 分钟，分别滤于小锥形瓶中，供点样用。

2. 制板 取硅胶 G 适量加 2.5 ~ 2.7 倍的 0.5% CMC-Na 溶液搅匀，适当研磨，倒在玻片上，待自然干燥后放入烘箱，于 110℃ 活化半小时，取出，放入干燥器中备用。

3. 点样及展开 取上述制备的样品液及黄芩苷、黄芩苷元对照品，分别用毛细管点于薄层板上，置层析槽内，以甲苯-乙酸乙酯-甲酸（3∶3∶1）为展开剂展开至适当距离，挥干溶剂，观察结果并计算 R_f 值。

（三） 定量实验

1. 标准曲线的制备 精密称取黄芩苷对照品 2.5mg，置 10mL 容量瓶中，用 50% 乙醇 8mL 溶解，冷至室温，再加 50% 乙醇至刻度，摇匀，即得 0.25mg/mL 的黄芩苷标准溶液。

精密量取此液 0.1、0.2、0.3、0.4、0.5mL 分别置于 10mL 容量瓶中，加 50% 乙醇至刻度，摇匀。用 50% 乙醇液作为空白，于分光光度计 279nm 处测吸收度，并求出回归方程。

2. 样品的含量测定 分别取蒸制和冷制黄芩样品，粉碎过 40 目筛。精密称取各 1g 置具塞锥形瓶中，加 50% 乙醇 50mL 冷浸 24 小时，过滤，滤液置 50mL 容量瓶中，用 50% 乙醇定容至刻度，为样品液。

精密量取样品液 0.5mL 置 25mL 容量瓶中，用 50% 乙醇定容至刻度，精密吸取此液 1.0mL 置 10mL 容量瓶中，用 50% 乙醇定容至刻度。以 50% 乙醇作为空白，在 279nm 处测吸收度，从标准曲线回归方程中计算含量。

（四） 抑菌作用比较

1. 无菌试液的配制 分别将生黄芩、冷浸黄芩、蒸制黄芩切片干燥，并制作 200% 的中药煎剂（即 1mL 药液相当于 2g 中药），置无菌试管内备用。

2. 肉汤培养基的制备 称取新精牛肉 500g（去筋和脂肪），切成小方块，用绞肉机绞碎 3 次（或用刀剁成肉浆），加蒸馏水或者自来水 1000mL 浸泡，放于搪瓷盘中，置冰箱或冷处 16 ~ 20 小时，次日用蒸汽夹层锅煮沸 30 分钟（缓缓煮沸）勿搅拌，使肉渣结成肉饼，便于过滤。用已打湿的双层绒布过滤，待滤净后，连同绒布和肉渣绞紧，使汁拧尽。如不足 100mL 时，可加蒸馏水补足到 100mL，即得肉汤浸液。

肉汤琼脂培养基：肉汤浸液　　　　　　1000mL
　　　　　　　　　蛋白胨　　　　　　　10g
　　　　　　　　　食盐　　　　　　　　5g
　　　　　　　　　琼脂　　　　　　　　20g
　　　　　　　　　适当的酸或碱　　　　（调节 pH 7.2 ~ 7.6）

将蛋白胨、氯化钠与琼脂，加入肉汤浸液内，加热溶解后，调节 pH 7.2 ~ 7.6，加热使沉淀，滤液分装，灭菌备用。

3. 试验 用平皿划线法，取预分装并无菌备用的肉汤琼脂培养基18mL，加热溶化后取药液2mL在无菌试管内混匀，倒入平皿内，待凝固后，以划线法接种上述被试菌株，然后在37℃孵箱中培养18～24小时，观察细菌生长情况。

4. 结果判断 如接种细菌划线之全线生长细菌，则认为无抑菌作用；如细菌划线不长菌或长菌较少，可认为有抑菌作用。通过实验给出黄芩不同炮制方法抑菌效果的对比结论。

五、注意事项

1. 制备样品时，应分别进行，以免干扰实验结果。

2. 实验操作时，应保持条件一致，否则影响结果。

3. 用50%乙醇冷浸时，应密闭，避免乙醇挥发。

六、思考题

1. 根据薄层分析以及抑菌试验的结果，如何说明黄芩的炮制质量？

2. 如何控制黄芩饮片的质量？

3. 黄芩应选用何种方法软化切片为好？为什么？

实验十四　大黄炮制前后有效成分的比较

一、实验目的

1. 通过对大黄生品与制品泻下成分结合蒽醌含量比较，了解大黄炮制的意义和原理。
2. 掌握含苷类药物含量测定的操作方法。

二、实验内容

大黄炮制前后有效成分含量的测定。

三、实验材料

分光光度计、索氏提取器（150mL）、分液漏斗（50mL）、移液管、水浴锅、干燥器、滤纸、坐标纸、冷凝管（球形）、圆底烧瓶 5～10mL、容量瓶（25、100、250mL）、40 目筛。

1,8-二羟基蒽醌、乙醚、氯仿、5% NaOH-2% NH_4OH 混合液、混合酸（10mL 冰醋酸加 25% 盐酸 2mL）。

四、实验方法

（一）样品制备

将生、制大黄饮片粉碎过 40 目筛，于称量瓶中备用。

（二）绘制标准曲线

精密称取 1,8-二羟基蒽醌 30mg（105℃烘烤 2 小时后使用）于 250mL 容量瓶中，用乙醚溶解，稀释至刻度，精密吸取上述标准液 0.50、1.00、2.00、3.00、4.00、5.00mL，分别放入 25mL 容量瓶中，在水浴上蒸去乙醚，加 5% NaOH-2% NH_4OH 混合液至刻度，摇匀，暗处放置 30 分钟，用分光光度计在波长 500nm 处比色，以试剂为空白对照，绘出光密度（A）-浓度（C）曲线。

（三）含量测定

1. 游离蒽醌的含量测定　精密称取样品 0.2g 左右，装入滤纸袋，放入 150mL 索氏提取器中，加氯仿 110mL，提取至无色。将氯仿提取液移入 100mL 容量瓶中，使至刻度，摇匀。精密吸取 10mL 于分液漏斗中，用 5% NaOH-2% NH_4OH 分次萃取至无色，将萃取液置 25mL 容量瓶中，用碱液调整至刻度，摇匀，100℃水浴加热 4 分钟（为防止体积流失，加盖），放冷，置暗处 30 分钟后，在波长 500nm 处，以试剂为空白对照，比色。

2. 结合蒽醌的含量测定　精密称取样品 0.2g 左右，置圆底烧瓶中，加入 5% NaOH-

2% NH_4OH 30mL，水解 2 小时，放冷，加入 30mL 氯仿，回流 2 小时，放冷，吸取氯仿层于 250mL 容量瓶中，残渣再加入 20mL 氯仿回流 1 小时，放冷，吸取氯仿层于容量瓶中，残渣再加 10mL，氯仿回流 1 小时，如此反复回流提取，每隔 1 小时换入 10mL 新鲜氯仿，直至氯仿无色为止（用混合碱液检查）。将合并于容量瓶中的氯仿液，再用氯仿稀释至刻度，摇匀。吸取 20mL 氯仿提取液于分液漏斗中，用少量蒸馏液洗涤至中性，吸取 5mL 氯仿于分液漏斗中，用 5% NaOH-2% NH_4OH 分次萃取至无色（每次 5mL），合并碱液于 25mL 容量瓶中，用混合碱液调至刻度，摇匀，水浴加热 4 分钟，冷至室温 30 分钟后，在波长 500nm 处，以混合碱液为空白对照，比色。测得含量为游离蒽醌与结合蒽醌的总量，从中减去游离蒽醌含量，即得结合蒽醌含量。

含量计算：

$$百分含量 = \frac{C \times S}{W} \times 100\%$$

式中：C——单位浓度（mg/mL）。

S——样品稀释的毫升数（S=稀释倍数×原体积）。

W——大黄的干燥重量。

五、注意事项

1. 在测定游离蒽醌时，注意索氏提取器中一定要保持无水。

2. 在沸水浴加热 4 分钟时，要防止体积的损失。

3. 碱液提取与比色操作应在无阳光直接照射下或避光处进行，以使颜色可在 0.5～1 小时内稳定。

六、思考题

1. 测定游离蒽醌时，为什么要防止水进入索氏提取器中？

2. 为什么在水浴上加热 4 分钟？

3. 由实验结果得出什么结论？

实验十五　煮法、燀法

一、实验目的

1. 了解煮、燀制的目的和意义。
2. 掌握煮、燀制的基本操作方法。

二、实验内容

1. 煮制　草乌、远志。
2. 燀制　燀苦杏仁、白扁豆。

三、实验材料

铁锅、锅铲、漏勺、台秤、切药刀、量筒、搪瓷盘。
草乌、远志、苦杏仁、白扁豆。

四、实验方法

（一）　煮制

1. 草乌　取净草乌，大小分档，用水浸泡至内无干心后，加水煮沸，保持微沸一定时间，选取个大的，切开无白心（应随时补充水以保证足水量），口尝微有麻舌感，取出晾至六成干，切厚片，干燥。

2. 甘草汁煮远志　先将甘草片置锅内加适量水煎煮两次，过滤，合并滤液，弃去残渣，再将甘草汁浓缩至相当于甘草的 10 倍量时，将净远志投入锅内，加热煮沸，保持微沸，并经常翻动，至甘草汁被吸尽，略干，取出干燥。

每 100kg 远志，用甘草 6kg。

（二）　燀制

1. 燀苦杏仁　取净苦杏仁投入沸水中燀约 10 分钟，燀至表皮微胀，易于挤脱时，取出置冷水中浸泡，取出搓开种皮和种仁，干燥后筛去种皮。

2. 燀白扁豆　取净扁豆投入沸水中燀约 5 分钟，燀至表皮微胀，易于挤脱，取出置冷水中浸泡，取出搓开种皮和种仁，干燥后分别入药。

五、注意事项

1. 煮制文火保持微沸。

2. 焯制水量宜大，待水沸后投入净药，时间不宜过长。

六、思考题

1. 试述各药的炮制作用及注意事项。

2. 煮沸后为何改用微火？

实验十六　炮制前后草（川）乌
成分含量及半数致死量测定

一、实验目的

1. 通过草（川）乌不同炮制品的成分比较来探讨草（川）乌的炮制意义。
2. 掌握半数致死量的测定方法。
3. 通过对草（川）乌炮制前后半数致量的测定，了解炮制与药物毒性的关系。

二、实验内容

1. 草（川）乌炮制前后成分含量的比较。
2. 苦杏仁焯制前后苦杏仁苷及酶的活性比较。

三、实验材料

碘量瓶（250mL）、锥形瓶（250mL）、漏斗、量筒、水浴锅、称量瓶、微量注射器、吹风机、喷雾瓶、层析缸、碱式滴定管、分析天平、硅胶板。

给药器械 1 套、注射器 1mL 1 支、无菌试管、生草（川）乌煎液、制草（川）乌煎液、小白鼠 60 只。

乙醚、氯仿、氨试液、乌头碱、氢氧化钠标准液、硫酸标准液、缓冲液（pH7、pH3）、改良碘化铋钾试液、甲基红。

四、实验方法

（一）乌头碱的含量测定

1. 样品制备　取生、制草（川）乌粗粉各约 3g，精密称定，分别置碘量瓶中，加氨试液 5mL，待粉末湿润后，加乙醚 80mL，振摇 30 分钟，放置 3～4 小时，用滤纸过滤于锥形瓶中，药渣用 15mL 乙醚洗涤 2 次，合并醚液，低温回收乙醚，至 2～3mL，移入 10mL 容量瓶中，水浴蒸干后以 0.5mL 氯仿溶解。

2. 制板　取 0.1g CMC-Na，加 20mL 蒸馏水于烧杯中，加热煮沸至溶解完全。加入硅胶 G 5g，搅匀后倒在洗净的玻板上，铺匀，待自然干燥后，于 105℃烘烤 30 分钟，取出放入干燥器内备用。

3. 点样展开　取生、制草（川）乌各 5μL，点于硅胶 G 板上，同时点乌头碱对照液 1mL，以展开剂〔环己烷-乙酸乙酯-二乙胺（7.5∶1.5∶1）〕上行展开，展距 10cm，挥去展开剂，喷洒改良碘化铋钾试液显色，以薄层扫描法测定含量。

（二）　半数致死量测定

1. 药液的制备　将生品及制品分别做成200%的中药煎剂（即1mL相当于2g中药，在作煎剂时，可煎2～3次，每次煮沸不得超过半小时），置无菌试管内备用。

2. 预试验　摸出LD_{50}的大致范围，方法是取小白鼠9只，给药剂量按等比数列分三个剂量（如0.1∶0.3∶0.9），每个剂量用小白鼠3只，给药方式为口服。一定时间内观察，24～48小时视其死亡情况。如三组全部死亡或全部不死，则表示剂量选择不当，需上下调节剂量再摸索，初步试出0%～100%死亡的剂量范围，找出LD_{50}的大致范围。

3. 正式试验

（1）**动物分组**　选体重在18～22g同一性别的小白鼠50只，采用"S形"法分组（即将体重由轻→重分成A、B、C……组，然后按A、B、C的顺序列入表内）做好记号。

鼠号 ＼ 组数	1	2	3	4	5
I	A	A	A	……	……
II	B	……	……	……	C
…	……	……			

（2）**剂量的选择与系统稀释法配剂量**　从预试验得出100%死亡的剂量（b），和0%死亡的剂量（a），按公式求出比值。

$$r = \sqrt[n-1]{\frac{b}{a}}$$

式中：n——组数。

按系统稀释法配好最高剂量组的药液，然后逐一稀释，得各组剂量分别为a、ar、ar^2、ar^3、ar^4……（为每10g体重所需的量）。

（3）**给药及观察记录**　按组号的顺序从低浓度到高浓度逐一口服给药，观察并统计各组总死亡率，并随时记录给药后所见到的中毒症状，给药时间和出现时间，死亡时间和症状。

（4）**数据处理和计算**

①各剂量组之间反应率应有明显的差距，否则应重新调整剂量规定。

②如两端剂量组出现一个以上的0%或100%的反应率，应把边缘的剂量组记录弃去不用，只用一个0%和100%的反应率参加计算。

③计算方法：对于LD_{50}的计算方法有：简化几率法，几率-对数绘图法，寇氏法，Bliss法；根据实际情况多采用后两种方法进行计算。

五、注意事项

1. 进行乙醚回收时，要注意自我防护。

2. 进行半数致死量测定时，要注意预试验时对剂量的摸索，通过调节剂量找出 LD_{50} 的大致范围。

六、思考题

1. 通过乌头炮制前后的定量分析可得出什么结论？

2. 乌头炮制后毒性是否下降？原因是什么？

实验十七 炮制前后苦杏仁酶活性比较

一、实验目的

通过炮制前后苦杏仁苷的分析，进一步明确苦杏仁燀制的作用原理。

二、实验内容

苦杏仁燀制前后苦杏仁苷及酶的活性比较。

三、实验材料

玻璃弯管、试管、橡皮塞、研钵、水浴锅。
10%碳酸钠浸润过的苦味酸试纸。

四、实验方法

取生、制苦杏仁数粒，分别研碎。取 0.1g 放入两支试管中，加少许水，试管内悬一条用 10% 碳酸钠浸润过的苦味酸试纸，棉花塞紧，置 40~50℃水浴中加热 10~15 分钟。由于生杏仁的酶有活性而使苷水解放出 HCN，遇苦味酸钠试纸而呈砖红色。制苦杏仁由于酶活性被破坏而呈负反应。

鉴定 HCN 反应方程式如下：

砖红色

五、注意事项

进行测定时，苦味酸试纸要悬挂在样品液上方，不能浸没到样品液当中。

六、思考题

通过苦杏仁酶活性的测定，说明苦杏仁的炮制原理。

实验十八　复 制 法

一、实验目的

1. 明确复制法的目的和意义。
2. 掌握半夏、南星的炮制方法及质量标准。

二、实验内容

制半夏、天南星。

三、实验材料

瓷盘、瓷盆、筛子、刀、量筒、烧杯、电炉、玻璃棒。
生石灰、甘草、明矾等。

四、实验方法

1. 半夏

（1）清半夏　取净半夏，大小分开，用8%白矾溶液浸泡，至内无干心，口尝微有麻舌感时，取出，洗净，切厚片，干燥。筛去碎屑。

每100kg半夏，用白矾20kg。

（2）姜半夏　取净半夏，大小分开，用水泡至内无干心时，另取生姜切片煎汤，加白矾与半夏共煎透，取出，晾至半干，切薄片，干燥。筛去碎屑。

每100kg半夏，用生姜25kg，白矾12.5kg。

（3）法半夏　取净半夏，大小分开，用水浸泡至内无干心，去水，加入甘草石灰液（取甘草加适量的水煎2次，合并滤液，倒入适量的水制成的石灰液中）浸泡，每日搅拌1~2次并保持pH12以上，至口尝有麻舌感、切面黄色均匀为度，取出，洗净，阴干或烘干。

每100kg半夏，用甘草15kg，生石灰10kg。

成品性状：清半夏白色片状，质硬而脆，味微辣并涩。姜半夏为淡黄色片，质硬而脆，味辛辣。法半夏为黄色或淡黄色较为均匀的颗粒，质疏松，味甘淡。

2. 制南星　取净天南星，按大小分别用水浸泡，每日换水2~3次，如起白沫时，换水后加白矾（天南星每100kg，加白矾2kg），泡1日后，再进行换水。至切开口尝微有麻舌感时取出。将生姜片、白矾置锅内加适量的水煮沸后，倒入天南星共煮至内无干心时取出，除去姜片，晾至4~6成干，切薄片，干燥，筛去碎屑。

每100kg天南星，用生姜、白矾各12.5kg。

成品性状：本品为黄白色或淡棕色薄片，质脆易碎，味涩微麻。

五、注意事项

浸泡时间的长短应根据药物的质地、大小及季节来确定。生天南星、生半夏使用时应注意安全。

六、思考题

天南星、半夏的炮制目的及临床意义是什么？炮制过程中所加各种辅料的作用是什么？

实验十九　半夏炮制前后刺激性实验

一、实验目的

掌握半夏刺激性实验的操作方法。

二、实验内容

生半夏与清半夏的刺激性比较。

三、实验材料

铁锅、筛子、烧杯、量杯、乳钵、滴管。

明矾、半夏（生半夏、清半夏）、生理盐水、家兔。

四、实验方法

取生半夏和清半夏药材粉末（过 200 目筛），分别加生理盐水研磨，使成 20% 混悬液。

选取体重 2～4kg 家兔，固定后，提起上、下眼皮，使成三角形，在左右两眼中分别滴入生半夏混悬液和清半夏混悬液各 0.2mL，轻轻合闭上、下眼睑，注意不要使药液流出，使药液与整个眼结膜充分接触，4 分钟后，立即用 40mL 生理盐水冲洗，1 小时后比较眼结膜的变化情况。

五、计算

家兔眼刺激试验评分标准

分值	角　膜	虹　膜	结　膜		
			充　血	水　肿	分泌物
0	无混浊	正常	血管正常	无水肿	无分泌物
1	散在或弥漫性混浊，虹膜可见	皱褶明显加深，充血，肿胀，角膜周围有轻度充血	血管充血呈鲜红色	轻微水肿	少量分泌物
2	散在或弥漫性混浊，虹膜清晰可见	出血、肉眼可见坏死或对光无反应	血管充血呈深红色，血管不易分辨	明显水肿，伴部分眼睑外翻	分泌物使眼睑和睫毛潮湿或黏着

分值	角　膜	虹　膜	结　膜		
			充　血	水　肿	分泌物
3	出现灰白色透明区，虹膜细节不清，瞳孔大小勉强看清		弥漫性充血呈紫红色	水肿至眼睑近半闭合	分泌物使整个眼区潮湿或黏着
4	角膜不透明，由于混浊，虹膜无法辨认			水肿至眼睑超过半闭合	

其中 0～3 分为无刺激；4～7 分为轻度刺激；8～11 分为中度刺激；12～14 分为强烈刺激。

六、注意事项

1. 浸泡时间长短应根据药物质地、大小及季节来决定。
2. 药液滴入兔眼前要充分混匀。
3. 实验家兔要求双眼无红肿，无溃疡。

七、思考题

1. 半夏有哪几种炮制品种？功效有何不同？
2. 各种炮制品的炮制方法有何不同？
3. 家兔刺激性实验说明了什么问题？

实验二十　发酵法、发芽法

一、实验目的

1. 明确发酵法和发芽法的目的和意义。
2. 掌握发酵法和发芽法的制作方法及质量标准。

二、实验内容

1. 发酵法　六神曲、淡豆豉。
2. 发芽法　麦芽、大豆黄卷。

三、实验材料

（一）发酵法

搪瓷盘、电炒锅、模具等。

面粉 40g，麦麸 60g，杏仁 4g，赤小豆 4g，鲜青蒿、鲜苍耳草、鲜辣蓼各 2g（干者用 1/3）。

（二）发芽法

电炒锅、发芽机等。

大麦、大豆（黑色或黄色）。

四、实验方法

（一）发酵法

1. 六神曲　取净杏仁、赤小豆，碾成粉末后与面粉、麦麸混匀，将鲜青蒿等用适量水煎汤（药∶水 = 100∶30），将汤液陆续加入混合面粉中，揉搓成团，置模具中用布包紧，上面覆盖鲜青蒿等保温，在室温 30～37℃、相对湿度 70%～80% 之间，经 4～6 天即能发酵。待表面生出黄白色霉衣时，取出，切块，干燥。

2. 淡豆豉　取桑叶、青蒿以水煎煮，过滤，滤液与洗净的大豆拌匀，闷润吸尽后，置密闭容器内蒸透，略微晾干后，上盖煎过的桑叶、青蒿药渣，闷至发酵生黄衣为度，取出除去药渣，洗净，再置容器内闷 15～20 天，待充分发酵。香气溢出时，取出，略蒸，再干燥。

（二） 发芽法

1. 麦芽　取成熟饱满的新鲜净大麦，用水浸泡 6～7 成干，捞出，置适宜容器内，放入发芽机内，保持一定湿度和温度，待叶芽长至约 0.5cm 时，取出晒干。

2. 大豆黄卷　取成熟饱满的新鲜大豆，挑选出杂质后，用清水浸泡 6～8 小时，取出，置适宜容器内，放入发芽机内，保持一定的温度和湿度，待芽长至 0.5～1cm 时，取出干燥。

五、注意事项

1. 在发酵、发芽过程中要保证一定温度和湿度。
2. 要定期检查，防止发酵过度或发芽过长。
3. 制备六神曲时，揉搓成团的药物以手握能成团、掷之即散为度。

六、思考题

1. 试述各药的炮制作用。
2. 发酵、发芽制备时应该注意哪些问题？

实验二十一　制霜法

一、实验目的

1. 了解制霜的目的和意义。
2. 掌握巴豆油的含量测定方法。

二、实验内容

1. 制西瓜霜。
2. 巴豆制霜。
3. 巴豆油含量测定。

三、实验材料

索氏提取器、称量瓶、铜冲、水浴锅、蒸发皿、压榨器、吸油纸。
巴豆、无水乙醚（CP）、无水硫酸钠（CP）。

四、实验方法

1. 制西瓜霜　取新鲜西瓜，沿蒂头切一厚片作顶盖，挖出部分瓜瓤，将芒硝填入瓜内，盖上顶盖，用竹签扦牢，用碗或碟托住，盖好，悬挂于阴凉通风处，待西瓜表面析出白霜时，随时刮下，直至无白霜析出，晾干。或取新鲜西瓜切碎，放入不带釉的瓦罐内，一层西瓜一层芒硝，将口封严，悬挂于阴凉通风处，数日后即自瓦罐外面析出白色结晶物，随析随收集，至无结晶析出为止。

每 100kg 西瓜，用芒硝 15kg。

2. 巴豆制霜

（1）生巴豆　取生巴豆捣去外壳，取出仁，放在铜冲中捣成粗粉。

（2）巴豆霜　取巴豆粗粉用数层吸油纸包裹，受热后，反复压榨换纸，至药物扩散成粉，不再粘连成饼为度。

3. 巴豆油的含量测定　精密称取生巴豆粉末和巴豆霜各约 5g，装入滤纸筒内，上下均塞脱脂棉，置干燥的索氏提取器中，由提取管上装入无水乙醚 120mL，连接冷凝装置，置 40~50℃恒温水浴中回流提取 2~3 小时，至脂肪油提尽为止，小心地将滤纸筒取出。

利用原装置加热回收乙醚，然后将提取液倾入预先洗净干燥并已精确称量的蒸发皿中，用少量无水乙醚洗涤小烧瓶，一并放入蒸发皿中，在水浴上徐徐蒸发，待乙醚挥尽后，放入烘箱内，于 100~105℃下干燥 1 小时，移入干燥器中，冷却半小时，精密称重，计算生巴豆及巴豆霜中巴豆油的百分含量。

$$巴豆油的百分含量 = \frac{巴豆油重}{样品重} \times 100\%$$

五、注意事项

1. 制备巴豆霜要注意防护，应戴口罩、手套，实验用具应及时洗刷干净。

2. 挥发乙醚时，水浴温度以40℃为宜。

3. 必须将乙醚完全挥尽后，才能放入烘箱。

六、思考题

1. 巴豆有哪几种制霜方法？操作时应注意什么？

2. 巴豆霜有何质量要求？

实验二十二　煨法、水飞法

一、实验目的

1. 掌握煨法、水飞法的目的和意义。
2. 掌握煨法、水飞法的操作方法、注意事项及质量要求。

二、实验内容

1. 煨法

（1）面裹煨　肉豆蔻。

（2）纸煨　木香。

（3）麦麸煨　葛根。

2. 水飞　朱砂、雄黄。

三、实验材料

电炉、锅、锅铲、铁筛、吸油纸、固定木夹、绳子、乳钵、磁铁、烧杯、量筒。
肉豆蔻、木香、葛根、朱砂、炉甘石。

四、实验方法

（一）煨法

1. 肉豆蔻　取面粉加适量水混合，做成团块后压成薄片，将肉豆蔻逐个包裹，或将肉豆蔻表面用水湿润，如水泛丸包裹面粉，再湿润再包裹至 3~4 层。晒至半干，投入已炒热的滑石粉锅内，适当翻动，至面皮呈焦黄色时取出，筛去滑石粉，放凉，剥去面皮，同时捣碎，煨后肉豆蔻表面呈焦黄色时，筛去滑石粉，剥去面皮。

每 100kg 肉豆蔻，用面粉 50kg。

2. 木香　取木香片，润软，均匀铺于吸油纸上，再加一层纸，纸上再铺一层木香片，铺数层后，固定，至 60℃烘箱中干燥 2 小时，取出木香，放凉。

3. 葛根　将麦麸均匀撒在锅内，用文火加热，待冒烟时，投入葛根片，适当翻动，至葛根片呈焦黄色时，取出，筛去麦麸，放凉。

每 100kg 葛根，用麦麸 30kg。

（二）水飞法

1. 水飞朱砂　取朱砂粗粉，置乳钵内，加适量清水，研磨成糊状，至手捻细腻无声时，加多量清水，使成红色混悬液，稍停，即倾出上层混悬液。下沉的粗粉如上法继续研磨，如此反复数次，除去杂质，合并混悬液，静置后分取沉淀，晾干，研散。

2. 水飞雄黄　取净雄黄加适量清水共研至细，加多量清水搅拌，倾取混悬液，下沉部分再如上法反复操作多次，除去杂质，合并混悬液，静置后分区沉淀，晾干，研细。

五、注意事项

1. 煅制时火力不宜过大，使油质渐渐渗入辅料内。
2. 水飞时水要适量。

六、思考题

1. 煨肉豆蔻有几种方法？哪种方法较常用？
2. 试述各药的炮制作用和炮制原理。

实验二十三　提净法和干馏法

一、实验目的

1. 明确提净法与干馏法的目的和意义。
2. 掌握提净法与干馏法的操作方法、质量标准。

二、实验内容

1. 提净法　芒硝、硇砂。
2. 干馏法　蛋黄油、黑豆馏油。

三、实验材料

电炉、漏斗、抽滤瓶、蒸发皿、烧杯、石棉网、玻璃棒、砧板、滤纸等。
朴硝、硇砂、鸡蛋、黑豆。

四、实验方法

（一）　提净法

1. 芒硝　取定量鲜萝卜，洗净切成薄片，置锅内，加适量水煎煮 20～30 分钟，过滤取汁，再将朴硝投入萝卜液中共煮，至溶化后不断搅拌，趁热抽滤，滤液倒入烧杯中，至 10℃以下地方或阴凉处静置，使其自然结晶完全后，取出，干燥，即得成品芒硝。未结晶溶液还可重复煮提至无结晶为止。

每 100kg 朴硝，用萝卜 20kg。

2. 硇砂　先将硇砂适当破碎，用适量沸水融化后，过滤，除去杂质。滤液倒入烧杯中，加适量米醋，置电炉上加热，至溶液表面析出近白色结晶时，随时捞取结晶于白色吸潮纸上，至无结晶为止，将结晶晾干。

每 100kg 硇砂，用米醋 50kg。

（二）　干馏法

1. 干馏蛋黄油　取鲜蛋 2 个，煮熟，去壳取蛋黄，至蒸发皿中弄碎，文火加热，并不时翻动，待水分蒸发后再开武火，直至蛋黄呈焦黑色，有油馏出为止，过滤即得。

2. 干馏黑豆馏油　取净黑豆装入锥形瓶中 2/3 处，瓶口用细铁丝网包住，将瓶倒放于电炉上，瓶口下接烧杯，直火加热进行干馏，待黑豆焦糊，从冒白烟转为冒黑烟时，从瓶口滴出油水混合液，至不滴为止，将油水混合液置分液漏斗中，分出上层馏油即得。

五、注意事项

1. 提净加水量要适宜,以免影响结晶。
2. 干馏蛋黄油时,先以文火加热,水分蒸发后再用武火。

六、思考题

1. 芒硝提净中用萝卜同煮的作用如何解释?精制硇砂时为何加醋?
2. 蛋黄油在临床应用的价值如何?

附 录 ▷▷▷

···

附录一　炮制通则

中药炮制是按照中医药理论，根据药材自身性质，以及调剂、制剂和临床应用的需要，所采取的一项独特的制药技术。

药材凡经净制、切制或炮炙等处理后，均称为"饮片"；药材必须净制后方可进行切制或炮炙等处理。

本文规定的各饮片规格，系指临床配方使用的饮片规格。制剂中使用的饮片规格，应符合相应制剂品种实际工艺的要求。

炮制用水，应为饮用水。炮制药材除另有规定外，应符合下列有关要求。

一、净制

净制即净选加工。可根据具体情况，分别使用挑选、筛选、风选、水选、剪、切、刮削、剔除、刷、擦、碾串及泡洗等方法达到质量要求。

二、切制

药材切制时，除鲜切、干切外，均须进行软化处理，其方法有：喷淋、抢水洗、浸泡、润、漂、蒸、煮等。亦可使用回转式减压浸润罐，气相置换式润药箱等软化设备。软化处理应按药材的大小、粗细、质地等分别处理。分别规定温度、水量、时间等条件，应少泡多润，防止有效成分流失。切后应及时干燥，以保证质量。

切制品有片、段、块、丝等。其规格厚度通常为：

1. 片　极薄片 0.5mm 以下，薄片 1~2mm，厚片 2~4mm。

2. 段　短段 5~10mm，长段 10~15mm。

3. 块　边长 8~12mm 的方块；

4. 丝　细丝 2~3mm，宽丝 5~10mm。

其他不宜切制的药材，一般应捣碎或碾碎使用。

三、炮炙

除另有规定外，常用的炮炙方法和要求如下：

1. 炒　炒制分单炒（清炒）和加辅料炒。需炒制者应为干燥品，且大小分档；炒时火力应均匀，不断翻动。应掌握加热温度、炒制时间及程度要求。

（1）单炒（清炒）　取待炮炙品，置炒制容器内，用文火加热至规定程度时，取出，放凉。需炒焦者，一般用中火炒至表面焦褐色，断面焦黄色为度，取出，放凉；炒焦时易燃者，可喷淋清水少许，再炒干。

（2）麸炒　先将炒制容器加热，至撒入麸皮即刻烟起，随即投入待炮炙品，迅速翻动，炒至表面呈黄色或深黄色时，取出，筛去麸皮，放凉。

除另有规定外，每 100kg 待炮炙品，用麸皮 10～15kg。

（3）砂炒　取洁净河砂置炒制容器内，用武火加热至滑利状态时，投入待炮炙品，不断翻动，炒至表面鼓起、酥脆或至规定的程度时，取出，筛去河砂，放凉。

除另有规定外，河砂以掩埋待炮炙品为度。

如需醋淬时，筛去辅料后，趁热投入醋液中淬酥。

（4）蛤粉炒　取碾细过筛后的净蛤粉，置锅内，用中火加热至翻动较滑利时，投入待炮炙品，翻炒至鼓起或成珠、内部疏松、外表呈黄色时，迅速取出，筛去蛤粉，放凉。

除另有规定外，每 100kg 待炮炙品，用蛤粉 30～50kg。

（5）滑石粉炒　取滑石粉置炒制容器内，用中火加热至灵活状态时，投入待炮炙品，翻炒至鼓起、酥脆、表面黄色或至规定程度时，迅速取出，筛去滑石粉，放凉。

除另有规定外，每 100kg 待炮炙品，用滑石粉 40～50kg。

2. 炙法　是待炮炙品与液体辅料共同拌润，并炒至一定程度的方法。

（1）酒炙　取待炮炙品，加黄酒拌匀，闷透，置炒制容器内，用文火炒至规定的程度时，取出，放凉。

酒炙时，除另有规定外，一般用黄酒。除另有规定外，每 100kg 待炮炙品用黄酒 10～20kg。

（2）醋炙　取待炮炙品，加醋拌匀，闷透，置炒制容器内，炒至规定的程度时，取出，放凉。

醋炙时，用米醋。除另有规定外，每 100kg 待炮炙品，用米醋 20kg。

（3）盐炙　取待炮炙品，加盐水拌匀，闷透，置炒制容器内，以文火加热，炒至规定的程度时，取出，放凉。

盐炙时，用食盐，应先加适量水溶解后，滤过，备用，除另有规定外，每 100kg 待炮炙品用食盐 2kg。

（4）姜炙　姜炙时，应先将生姜洗净，捣烂，加水适量，压榨取汁，姜渣再加水适量重复压榨一次，合并汁液，即为"姜汁"。姜汁与生姜的比例为 1∶1。

取待炮炙品，加姜汁拌匀，置锅内，用文火炒至姜汁被吸尽，或至规定的程度时，取出，晾干。

除另有规定外，每100kg待炮炙品用生姜10kg。

（5）蜜炙 蜜炙时，应先将熟蜜加适量沸水稀释后，加入待炮炙品中拌匀，闷透，置炒制容器内，用文火炒至规定程度时，取出，放凉。

蜜炙时，用熟蜜。除另有规定外，每100kg待炮炙品用熟蜜25kg。

（6）油炙 羊脂油炙时，先将羊脂油置锅内加热溶化后去渣，加入待炮炙品拌匀，用文火炒至油被吸尽、表面光亮时，摊开，放凉。

3. 制炭 制炭时应"存性"，并防止灰化，更要避免复燃。

（1）炒炭 取待炮炙品，置热锅内，用武火炒至表面焦黑色、内部焦褐色或至规定程度时，喷淋清水少许，熄灭火星，取出，晾干。

（2）煅炭 取待炮炙品，置煅锅内，密封，加热至所需程度，放凉，取出。

4. 煅 煅制时应注意煅透，使酥脆易碎。

（1）明煅 取待炮炙品，砸成小块，置适宜的容器内，煅至酥脆或红透时，取出，放凉，碾碎。

含有结晶水的盐类药材，不要求煅红，但需使结晶水蒸发至尽，或全部形成蜂窝状的块状固体。

（2）煅淬 将待炮炙品煅至红透时，立即投入规定的液体辅料中，淬酥（若不酥，可反复煅淬至酥），取出，干燥，打碎或研粉。

5. 蒸 取待炮炙品，大小分档，按各品种炮炙项下的规定，加清水或液体辅料拌匀、润透，置适宜的蒸制容器内，用蒸汽加热至规定程度，取出，稍晾，拌回蒸液，再晾至六成干，切片或段，干燥。

6. 煮 取待炮炙品大小分档，按各品种炮炙项下的规定，加清水或规定的辅料共煮透，至切开内无白心时，取出，晾至六成干，切片，干燥。

7. 炖 取待炮炙品按各品种炮炙项下的规定，加入液体辅料，置适宜的容器内，密闭，隔水或用蒸汽加热炖透，或炖至辅料完全被吸尽时，放凉，取出，晾至六成干，切片，干燥。

蒸、煮、炖时，除另有规定外，一般每100kg待炮炙品，用水或规定的辅料20～30kg。

8. 煨 取待炮炙品用面皮或湿纸包裹，或用吸油纸均匀地隔层分放进行加热处理，或将其与麸皮同置炒制容器内用文火炒至规定程度，取出放凉。

除另有规定外，每100kg待炮炙品用麸皮50kg。

四、其他

1. 焯 取待炮制品投入沸水中，翻动片刻，捞出。有的种子类药材，焯至种皮由皱缩至舒展、易搓去时，捞出，放入冷水中，除去种皮，晒干。

2. 制霜 （去油成霜）除另有规定外，取待炮制品碾碎如泥，经微热，压榨除去大部分油脂，含油量符合要求后，取残渣研制成符合规定的松散粉末。

3. 水飞　取待炮制品，置容器内，加适量水共研成糊状，再加水，搅拌，倾出混悬液。残渣再按上法反复操作数次，合并混悬液，静置，分取沉淀，干燥，研散。

4. 发芽　取待炮制品，置容器内，加适量水浸泡后，取出，在适宜的湿度和温度下使其发芽至规定程度，晒干或低温干燥。注意避免带入油腻，以防烂芽。一般芽长不超过 1cm。

5. 发酵　取待炮制品加规定的辅料拌匀后，制成一定形状，置适宜的湿度和温度下，使微生物生长至其中酶含量达到规定程度，晒干或低温干燥。注意发酵过程中，发现有黄曲霉菌，应禁用。

附录二　中药炮制常用辅料

一、液体辅料

（一）　酒

1. 黄酒　为米、麦、黍等用曲酿制而成，含乙醇 15% ~ 20%，相对密度约 0.98，尚含糖类、酯类、氨基酸、矿物质等，一般为棕黄色透明液体，气味醇香特异。

2. 白酒　为米、麦、黍、山芋、高粱等和曲酿制经蒸馏而成，含乙醇 50% ~ 70%，相对密度 0.82 ~ 0.92，尚含酸类、酯类、醛类等成分，一般为无色澄明液体，气味醇香特异，而有较强的刺激性。

酒性大热，味甘、辛，能活血通络，祛风散寒，行药势，矫味矫臭。

（二）　醋　（米醋）

醋为米、麦、高粱、酒曲等酿制而成，主要成分为醋酸，占 4% ~ 6%，尚含维生素、灰分、琥珀酸、草酸、山梨糖等，一般为淡黄棕色至棕色澄明液体，有特异的醋酸气味。

醋性味酸苦温，具有引药入肝、理气、止血、行水、消肿、解毒、散瘀止痛、矫味矫臭作用。

（三）　蜂蜜

蜂蜜为蜜蜂采集花粉酿制而成，品种比较复杂。因蜂种、蜜源、环境等不同，化学组成差异较大，主要成分为果糖、葡萄糖，两者约占蜂蜜的 70%，尚含少量蔗糖、麦芽糖、矿物质、蜡质、含氧化合物、酶类、氨基酸、维生素等物质。一般为半透明、带光泽、浓稠的液体。气芳香、味极甜，室温（25℃）相对密度应在 1.349 以上。

蜂蜜性凉（生）、温（熟），味甘，能解毒、润燥、缓急、止痛、矫味矫臭、调和药性。

（四）　食盐水

食盐水为食盐的结晶体，加适量的水溶化，经过滤而得到的澄明液体。主含氯化钠，尚含少量的氯化镁、硫酸镁、硫酸钙等。食盐应为白色，味咸。

食盐水性味咸寒，能强筋骨，软坚散结，清热、凉血、解毒，防腐，并能矫味。

（五）　生姜汁

生姜汁为姜科植物鲜姜的根茎，经捣碎取汁，或用干姜，加适量水共煎去渣而得到的黄白色液体，主要成分为挥发油、姜辣素（姜烯酮、姜酮、姜萜酮混合物），另外尚含有多种氨基酸、淀粉及树脂状物。姜汁有香气，具辛辣味。

生姜汁性味辛温，能发表、散寒、温中、止呕、化痰、解毒。

（六） 甘草汁

甘草汁为甘草饮片水煎去渣而得到的黄棕色至深棕色液体，甘草主要成分为三萜类成分甘草甜素、甘草酸、甘草次酸，黄酮类成分甘草素、甘草苷、甘草黄酮、查尔酮等，尚含有生物碱类、多糖类、淀粉及胶类物质等。

甘草汁性味甘、平，能补脾益气，清热解毒，祛痰止咳，缓急止痛。

（七） 黑豆汁

黑豆汁为黑大豆加适量水煎煮去渣而得到的黑色混浊液体，黑豆主含蛋白质、脂肪、维生素、色素、淀粉等物质。

黑豆汁性味甘、平，能活血、利水、祛风、解毒、滋补肝肾。

（八） 米泔水

米泔水为淘米时第二次滤出的灰白色混浊液体（也可用2kg大米粉加水100kg，充分搅拌代替米泔水），其中含少量淀粉和维生素等，易酸败发酵，应临时收集。

米泔水性味甘凉、无毒，能益气、除烦、止渴、解毒，对油脂有吸附作用。

（九） 胆汁

胆汁为动物（猪、牛、羊）的新鲜胆液，呈绿褐色，微透明的液体，略有黏性，有特异腥臭气，主要成分为胆酸钠、胆色素、黏蛋白、脂类及无机盐类等。

胆汁性味苦、大寒，能清肝明目、利胆通肠、解毒消肿、润燥。

（十） 麻油

麻油为胡麻科植物芝麻的干燥成熟种子经冷压或热压所得的油脂，主要成分为亚油酸甘油酯、芝麻素等。

麻油性味甘、微寒，能清热、润燥、生肌。

（十一） 其他

其他液体辅料有吴茱萸汁、萝卜汁、石灰水、羊脂油、鳖血等。

二、固体辅料

（一） 稻米

稻米为禾本科植物稻的种仁，主要成分为淀粉、蛋白质、脂肪、矿物质，尚含少量的B族维生素、多种有机酸类及糖类。

稻米性味甘、平，能补中益气、健脾和胃、除烦止渴、止泻痢。

（二）　麦麸

麦麸为禾本科植物小麦的种皮，呈黄褐色，主要成分为淀粉、蛋白质、维生素等。麦麸性味甘、淡，能和中益脾，吸附油脂。

（三）　白矾（明矾）

白矾为硫酸盐类矿物明矾石经加工提炼而成的不规则的块状结晶体，无色透明或半透明，有玻璃样光泽，质硬而脆，气微，味微甜而涩，易溶于水或甘油。主要成分为含水硫酸铝钾。

白矾性味酸、寒，能解毒、祛痰杀虫、收敛燥湿、防腐。

（四）　豆腐

豆腐为豆科植物大豆种子经粉碎加工而成的乳白色固体，主含蛋白质、维生素、淀粉等物质。

豆腐性味甘、凉，能益气和中、生津润燥、清热解毒，有较强的沉淀与吸附作用。

（五）　土

中药炮制常用的是灶心土（伏龙肝）、黄土、赤石脂等，灶心土呈焦土状，黑褐色，有烟熏气味，主含硅酸盐、钙盐及多种碱性氧化物。

灶心土性味辛温，能温中和胃、止血、止呕、涩肠止泻等。

（六）　蛤粉

蛤粉为帘蛤科动物文蛤、青蛤等的贝壳，经煅制粉碎后的灰白色粉末，主要成分为氧化钙等。

蛤粉性味咸寒，能清热、利湿、化痰、软坚。

（七）　滑石粉

滑石粉为单斜晶系鳞片状或斜方柱状的硅酸盐类矿物滑石经净选净化、粉碎、干燥而制得的细粉，白色或类白色，无砂性，手摸有滑腻感。无臭，无味。主要成分为含水硅酸镁。

滑石粉性味甘、寒，能利尿、清热、解暑。

（八）　河砂

河砂为淘尽泥土、除去杂质、晒干的中等粗细河砂。

河砂可作中间传热体，温度高、传热快、受热均匀。

（九）　朱砂

朱砂为三方晶系硫化物类矿物辰砂族辰砂经水飞制成的细粉，主要成分为硫化汞。

朱砂性味甘、微寒，有毒。能清心镇惊、安神解毒。

附录三 中药饮片常用测定法

一、水分测定法

中药饮片的水分测定法主要分两种。

1. 烘干法 取供试品 2~5g，平铺于干燥至恒重的扁形称量瓶中，厚度不超过 5mm，疏松供试品不超过 10mm，精密称定，开启瓶盖在 100~105℃干燥 5 小时，将瓶盖盖好，移置干燥器中，放冷 30 分钟，精密称定，再在上述温度干燥 1 小时，放冷，称重，至连续两次称重的差异不超过 5mg 为止。根据减失的重量，计算供试品中含水量（%）。本法适用于不含或少含挥发性成分的药品。

2. 减压干燥法 取直径 12cm 左右的培养皿，加入五氧化二磷干燥剂适量，铺成 0.5~1cm 的厚度，放入直径 30cm 的减压干燥器中。取供试品 2~4g，混合均匀，分别取 0.5~1g，置已在供试品同样条件下干燥并称重的称量瓶中，精密称定，打开瓶盖，放入上述减压干燥器中，抽气减压至 2.67kPa（20mmHg）以下，并持续抽气半小时，室温放置 24 小时。在减压干燥器出口连接无水氯化钙干燥管，打开活塞，待内外压一致，关闭活塞，打开干燥器，盖上瓶盖，取出称量瓶迅速精密称定重量，计算供试品中的含水量（%）。本法适用于含有挥发性成分的贵重药品。

中药测定用的供试品，一般先破碎并需通过二号筛。

二、浸出物测定法

1. 水溶性浸出物测定法 测定用的供试品需粉碎，使能通过二号筛，并混合均匀。

（1）冷浸法 取供试品约 4g，精密称定，置 250~300mL 的锥形瓶中，精密加水 100mL，密塞，冷浸，前 6 小时内时时振摇，再静置 18 小时，用干燥滤器迅速滤过，精密量取续滤液 20mL，置已干燥至恒重的蒸发皿中，在水浴上蒸干后，于 105℃干燥 3 小时，置干燥器中冷却 30 分钟，迅速精密称定重量。除另有规定外，以干燥品计算供试品中水溶性浸出物的含量（%）。

（2）热浸法 取供试品 2~4g，精密称定，置 100~250mL 的锥形瓶中，精密加水 50~100mL，密塞，称定重量，静置 1 小时后，连接回流冷凝管，加热至沸腾，并保持微沸 1 小时。放冷后，取下锥形瓶，密塞，再称定重量，用水补足减失的重量，摇匀，用干燥滤器滤过，精密量取滤液 25mL，置已干燥至恒重的蒸发皿中，在水浴上蒸干后，于 105℃干燥 3 小时，置干燥器中冷却 30 分钟，迅速精密称定重量。除另有规定外，以干燥品计算供试品中水溶性浸出物的含量（%）。

2. 醇溶性浸出物测定法 照水溶性浸出物测定法测定。除另有规定外，以各品种项下规定浓度的乙醇代替水为溶剂。

三、灰分测定法

1. 总灰分测定法　测定用的供试品需粉碎，使能通过二号筛，混合均匀后，取供试品 2 ~ 3g（如需测定酸不溶性灰分，可取供试品 3 ~ 5g），置炽灼至恒重的坩埚中，称定重量（准确至 0.01g），缓缓炽热，注意避免燃烧，至完全炭化时，逐渐升高温度至 500 ~ 600℃，使完全灰化并至恒重。根据残渣重量，计算供试品中总灰分的含量（%）。如供试品不易灰化，可将坩埚放冷，加热水或 10% 硝酸铵溶液 2mL，使残渣湿润，然后置水浴上蒸干，残渣照前法炽灼，至坩埚内容物完全灰化。

2. 酸不溶性灰分测定法　取上项所得的灰分，在坩埚中小心加入稀盐酸约 10mL，用表面皿覆盖坩埚，置水浴上加热 10 分钟，表面皿用热水 5mL 冲洗，洗液并入坩埚中，用无灰滤纸滤过，坩埚内的残渣用水洗于滤纸上，并洗涤至洗液不显氯化物反应为止。滤渣连同滤纸移至同一坩埚中，干燥，炽灼至恒重。根据残渣重量，计算供试品中酸不溶性灰分的含量（%）。

四、鞣质含量测定法

本法用于中药材和饮片中总鞣质的含量测定。实验应避光操作。

1. 对照品溶液的制备　精密称取没食子酸对照品 50mg，置 100mL 棕色量瓶中，加水溶解并稀释至刻度，精密量取 5mL，置 50mL 棕色量瓶中，用水稀释至刻度，摇匀，即得（每 1mL 中含没食子酸 0.05mg）。

2. 标准曲线的制备　精密量取对照品溶液 0.5、1.0、2.0、3.0、4.0、5.0mL，分别置 25mL 棕色量瓶中，各加入磷钼钨酸试液 1mL，再分别加水 11.5、11、10、9、8、7mL，用 29% 碳酸钠溶液稀释至刻度，摇匀，放置 30 分钟以相应的试剂为空白，照紫外-可见分光光度法，在 760mn 的波长处测定吸光度，以吸光度为纵坐标，浓度为横坐标，绘制标准曲线。

3. 供试品溶液的制备　取药材粉末适量（按品种项下的规定），精密称定，置 250mL 棕色量瓶中，加水 150mL，放置过夜，超声处理 10 分钟，放冷，用水稀释至刻度，摇匀，静置（使固体物沉淀），滤过，弃去初滤液 50mL，精密量取续滤液 20mL，置 100mL 棕色量瓶中，用水稀释至刻度，摇匀，即得。

4. 测定法

（1）总酚　精密量取供试品溶液 2mL，置 25mL 棕色量瓶中，照标准曲线的制备项下的方法，自"加入磷钼钨酸试液 1mL"起，加水 10mL，依法测定吸光度，从标准曲线中读出供试品溶液中没食子酸的量（mg），计算，即得。

（2）不被吸附的多酚　精密量取供试品溶液 25mL，加至已盛有干酪素 0.6g 的 100mL 具塞锥形瓶中，密塞，置 30℃ 水浴中保温 1 小时，时时振摇，取出，放冷，摇匀，滤过，弃去初滤液，精密量取续滤液 2mL，置 25mL 棕色量瓶中，照标准曲线的制备项下的方法，自"加入磷钼钨酸试液 1mL"起，加水 10mL，依法测定吸光度，从标准曲线中读出供试品溶液中没食子酸的量（mg），计算，即得。测定时，同时进行干酪素吸附空白试验，计算扣除空白值。

计算式：鞣质含量＝总酚量－不被吸附的多酚量

五、挥发油测定法

测定用的供试品，除另有规定外，须粉碎使能通过二号至三号筛，并混合均匀。

第一法　适用于测定相对密度在 1.0 以下的挥发油。取供试品适量（相当于含挥发油 0.5 ~ 1.0mL），称定重量（准确至 0.01g），置烧瓶中，加水 300 ~ 500mL（或适量）与玻璃珠数粒，振摇混合后，连接挥发油测定器与回流冷凝管。自冷凝管上端加水使充满挥发油测定器的刻度部分，并溢流入烧瓶时为止。置电热套中或用其他适宜方法缓缓加热至沸，并保持微沸约 5 小时，至测定器中油量不再增加，停止加热，放置片刻，开启测定器下端的活塞，将水缓缓放出，至油层上端到达刻度 0 线上面 5mm 处为止。放置 1 小时以上，再开启活塞使油层下降至其上端恰与刻度 0 线平齐，读取挥发油量，并计算供试品中挥发油的含量（%）。

第二法　适用于测定相对密度在 1.0 以上的挥发油。取水约 300mL 与玻璃珠数粒，置烧瓶中，连接挥发油测定器。自测定器上端加水使充满刻度部分，并溢流入烧瓶时为止，再用移液管加入二甲苯 1mL，然后连接回流冷凝管。将烧瓶内容物加热至沸腾，并继续蒸馏，其速度以保持冷凝管的中部呈冷却状态为度。30 分钟后，停止加热，放置 15 分钟以上，读取二甲苯的容积。然后照甲法自"取供试品适量"起，依法测定，自油层量中减去二甲苯量，即为挥发油量，再计算供试品中挥发油的含量（%）。

六、杂质检查法

药材和饮片中混存的杂质系指下列各类物质：

1. 来源与规定相同，但其性状或药用部位与规定不符。

2. 来源与规定不同的物质。

3. 无机杂质，如砂石、泥块、尘土等。

检查方法①取适量的供试品，摊开，用肉眼或借助放大镜（5 ~ 10 倍）观察，将杂质拣出；如其中有可以筛分的杂质，则通过适当的筛，将杂质分出。②将各类杂质分别称重，计算其在供试品中的含量（%）。

注：①药材或饮片中混存的杂质如与正品相似，难以从外观鉴别时，可称取适量，进行显微、化学或物理鉴别试验，证明其为杂质后，计入杂质重量中。②个体大的药材或饮片，必要时可破开，检查有无虫蛀、霉烂或变质情况。③杂质检查所用的供试品量，除另有规定外，按药材和饮片取样法称取。

七、酸败度测定法

酸败是指油脂或含油脂的种子类药材和饮片，在贮藏过程中发生复杂的化学变化，生成游离脂肪酸、过氧化物和低分子醛类、酮类等产物，出现特异臭味，影响药材和饮片的感观和质量。

本方法通过测定酸值、羰基值和过氧化值，以检查药材和饮片中油脂的酸败度。

1. 油脂提取 除另有规定外，取供试品 30～50g（根据供试品含油脂量而定），研碎成粗粉，置索氏提取器中，加正己烷 100～150mL（根据供试品取样量而定），置水浴上加热回流 2 小时，放冷，用 3 号垂熔玻璃漏斗滤过，滤液置水浴上减压回收溶剂至尽，所得残留物即为油脂。

2. 酸败度测定

（1）酸值测定　取油脂，照脂肪与脂肪油测定法测定。

（2）羰基值测定　羰基值系指每 1 kg 油脂中含羰基化合物的毫摩尔数。

除另有规定外，取油脂 0.025～0.5g，精密称定，置 25mL 量瓶中，加甲苯适量溶解并稀释至刻度，摇匀。精密量取 5mL，置 25mL 具塞刻度试管中，加 4.3% 三氯醋酸的甲苯溶液 3mL 及 0.05% 2,4-二硝基苯肼的甲苯溶液 5mL，混匀，置水浴加热 30 分钟，取出冷却，沿管壁缓缓加入 4% 氢氧化钾的乙醇溶液 10mL，加乙醇至 25mL，密塞，剧烈振摇 1 分钟，放置 10 分钟，以相应试剂作空白，照紫外-可见分光光度法在 453nm 波长处测定吸光度，按下式计算：

$$供试品的羰基值 = \frac{A \times 5}{854 \times W} \times 1000$$

式中：A——吸光度。

　　　　W——油脂的重量（g）。

　　　　854——各种羰基化合物的 2,4-二硝基苯肼衍生物的摩尔吸收系数平均值。

（3）过氧化值测定　过氧化值系指油脂中过氧化物与碘化钾作用，生成游离碘的百分数。

除另有规定外，取油脂 2～3g，精密称定，置 250mL 的干燥碘瓶中，加三氯甲烷-冰醋酸（1:1）混合溶液 30mL，使溶解。精密加新制碘化钾饱和溶液 1mL 密塞，轻轻振摇半分钟，在暗处放置 3 分钟，加水 100mL，用硫代硫酸钠滴定液（0.01mol/L）滴定至溶液呈浅黄色时，加淀粉指示液 1mL，继续滴定至蓝色消失；同时做空白试验，照下式计算：

$$供试品的过氧化值 = \frac{(A - B) \times 0.001269}{W} \times 100$$

式中：A——油脂消耗硫代硫酸钠滴定液的体积（mL）。

　　　　B——空白试验消耗硫代硫酸钠滴定液的体积（mL）。

　　　　W——油脂的重量（g）。

　　　　0.001269——硫代硫酸钠滴定液（0.01mol/L）1mL 相当于碘的重量（g）。

附录四　常用药物炮制品

二　画

八角茴香——八角茴香、盐八角茴香

人参——生晒参、红参

九香虫——九香虫、炒九香虫

三　画

三七——三七粉、熟三七

三棱——三棱、醋三棱

干姜——干姜、炮姜、姜炭

干漆——煅干漆、炒干漆

大蓟——大蓟、大蓟炭

大黄——大黄、酒大黄、熟大黄、大黄炭、醋大黄、清宁片

大风子——生大风子、大风子霜

大豆黄卷——大豆黄卷、制豆卷

山楂——山楂、炒山楂、焦山楂、山楂炭

山药——山药、土炒山药、麸炒山药

山茱萸——山萸肉、酒山茱萸

千金子——千金子、千金子霜

川楝子——川楝子、焦川楝子、盐川楝子

川芎——川芎、酒川芎

女贞子——女贞子、酒女贞子

小蓟——小蓟、小蓟炭

小茴香——小茴香、盐茴香

马钱子——马钱子、砂炒马钱子

马兜铃——马兜铃、蜜马兜铃

四　画

王不留行——王不留行、炒王不留行

天麻——蒸天麻

天南星——生天南星、制天南星、胆南星

云母石——云母石、煅云母石

木瓜——蒸木瓜

木香——木香、煨木香

木鳖子——木鳖子、木鳖子霜

五味子——五味子、醋五味子、酒五味子

瓦楞子——瓦楞子、煅瓦楞子

车前子——车前子、炒车前子、盐车前子

牛蒡子——牛蒡子、炒牛蒡子

牛膝——牛膝、酒牛膝、盐牛膝

升麻——升麻、蜜升麻

乌梅——乌梅、乌梅肉、乌梅炭、醋乌梅

乌梢蛇——乌梢蛇、乌梢蛇肉、酒乌梢蛇

丹参——丹参、酒丹参

六神曲——神曲、炒神曲、焦神曲

火麻仁——火麻仁、炒火麻仁

巴戟天——巴戟天（巴戟肉）、盐巴戟、制巴戟

巴豆——生巴豆、巴豆霜

水蛭——水蛭、滑石粉炒水蛭

水红花子——水红花子、炒水红花子

五 画

石膏——生石膏、煅石膏

石燕——石燕、煅石燕、醋石燕

石决明——石决明、煅石决明

石榴皮——石榴皮、石榴皮炭

艾叶——艾叶、醋艾叶、醋艾叶炭、艾叶炭

甘遂——甘遂、醋甘遂

甘草——甘草、蜜甘草

龙齿——龙齿、煅龙齿

龙骨——龙骨、煅龙骨

代赭石——代赭石、煅赭石

仙茅——仙茅、酒仙茅

白果——白果仁、炒白果仁

白茅根——白茅根、茅根炭

白术——白术、土炒白术、麸炒白术

白矾——白矾、枯矾

白芍——白芍、酒白芍、炒白芍、醋白芍、土炒白芍

白前——白前、蜜白前

白薇——白薇、蜜白薇

白附子——生白附子、制白附子

白扁豆——白扁豆、扁豆衣、炒扁豆

瓜蒌——瓜蒌、蜜瓜蒌

瓜蒌子——瓜蒌子、炒瓜蒌子、蜜瓜蒌子、瓜蒌子霜

瓜蒌皮——瓜蒌皮、炒瓜蒌皮、蜜瓜蒌皮

冬瓜子——冬瓜子、炒冬瓜子

半夏——生半夏、清半夏、姜半夏、法半夏

半夏曲——半夏曲、麸炒半夏曲

丝瓜络——丝瓜络、炒丝瓜络、丝瓜络炭

六　画

西瓜霜——西瓜霜

地黄——鲜地黄、生地黄、熟地黄、生地黄炭、熟地黄炭

地龙——地龙、酒地龙

芒硝——芒硝

百部——百部、蜜百部

百合——百合、蜜百合

肉豆蔻——麦麸煨肉豆蔻、滑石粉煨肉豆蔻、面裹煨肉豆蔻

肉苁蓉——肉苁蓉、酒苁蓉

当归——当归（全当归）、当归头、当归身、当归尾、酒当归、土炒当归、当归炭

竹沥——竹沥

竹茹——竹茹、姜竹茹

朱砂——朱砂粉

延胡索——延胡索、醋延胡索

自然铜——自然铜、煅自然铜

灯心——灯心草、灯心炭、朱砂拌灯心

决明子——决明子、炒决明子

阳起石——阳起石、煅阳起石、酒阳起石

红娘子——红娘子、米炒红娘子

七　画

玛瑙——玛瑙

麦芽——麦芽、炒麦芽、焦麦芽

远志——远志、制远志、蜜远志

杜仲——杜仲、盐杜仲

苍术——苍术、麸炒苍术、焦苍术

苍耳子——苍耳子、炒苍耳子

芡实——芡实、炒芡实、麸炒芡实

花椒——花椒、炒花椒

花蕊石——花蕊石、煅花蕊石

芥子——芥子、炒芥子

芫花——生芫花、醋芫花

赤芍——赤芍、炒赤芍、酒赤芍

吴茱萸——吴茱萸、制吴茱萸

牡丹皮——牡丹皮、牡丹皮炭

牡蛎——牡蛎、煅牡蛎

何首乌——何首乌、制首乌

龟甲——龟甲、制龟甲

谷芽——稻芽、炒谷芽、焦谷芽

皂矾——皂矾、煅皂矾、醋煅皂矾（矾红）

沙苑子——沙苑子、盐沙苑子

没药——没药、醋没药

诃子——诃子肉、炒诃子肉、煨诃子

补骨脂——补骨脂、盐补骨脂

阿胶——阿胶丁、蛤粉炒阿胶、蒲黄炒阿胶

附子——附片、黑附片、白附片、淡附片、炮附片

鸡冠花——鸡冠花、鸡冠花炭

鸡内金——鸡内金、砂炒鸡内金、焦鸡内金、醋鸡内金

八　画

青葙子——青葙子、炒青葙子

青皮——青皮、醋青皮

枇杷叶——枇杷叶、炙枇杷叶

松香——松香、制松香

刺猬皮——刺猬皮、滑石粉炒刺猬皮、砂炒刺猬皮

郁金——郁金、醋郁金

郁李仁——郁李仁、炒郁李仁

苦杏仁——生杏仁、燀杏仁、炒杏仁

知母——知母、盐知母

使君子——使君子、使君子仁、炒使君子仁

乳香——乳香、醋乳香、炒乳香

金樱子——金樱子、蜜金樱子

金精石——金精石、煅金精石

狗脊——狗脊、砂炒狗脊

鱼鳔胶——鱼鳔胶、滑石粉炒鱼鳔胶

炉甘石——炉甘石、煅炉甘石、制炉甘石

泽泻——泽泻、盐泽泻、麸炒泽泻

建神曲——建神曲、炒建神曲、焦建神曲

九　画

珍珠——珍珠、珍珠粉

珍珠母——珍珠母、煅珍珠母

枳实——枳实、麸炒枳实

枳壳——枳壳、麸炒枳壳

柏子仁——柏子仁、炒柏子仁、柏子仁霜

栀子——栀子、炒栀子、焦栀子、栀子炭

草乌——生草乌、制草乌

草果——草果仁、姜草果

荔枝核——荔枝核、盐荔枝核

茺蔚子——茺蔚子、炒茺蔚子

胡芦巴——胡芦巴、炒胡芦巴、盐胡芦巴

牵牛子——牵牛子、炒牵牛子

砂仁——砂仁、盐砂仁

厚朴——厚朴、姜厚朴

威灵仙——威灵仙、酒威灵仙

韭菜子——韭菜子、盐韭菜子

虻虫——虻虫、焙虻虫

骨碎补——骨碎补、砂炒骨碎补

钟乳石——钟乳石、煅钟乳石

香附——香附、醋香附、四制香附、酒香附、香附炭

禹余粮——禹余粮、煅禹余粮、醋禹余粮

信石——信石、砒霜

穿山甲——穿山甲、炮山甲

神曲——神曲、炒神曲、焦神曲

十　画

桂枝——桂枝、蜜桂枝

桃仁——生桃仁、燀桃仁、炒桃仁

莱菔子——莱菔子、炒莱菔子

莲子——莲子、炒莲子肉

莲房——莲房、莲房炭

荷叶——荷叶、荷叶炭

莪术——莪术、醋莪术

柴胡——柴胡、醋柴胡、鳖血柴胡

党参——党参、米炒党参、蜜炙党参

脐带——脐带、砂炒脐带

豹骨——豹骨、砂炒豹骨、油制豹骨

狼毒——生狼毒、醋狼毒

海蛤壳——蛤壳、煅蛤壳

海螵蛸——海螵蛸、炒海螵蛸

益智仁——益智仁、盐益智仁

益母草——益母草、盐益母草

桑叶——桑叶、蜜桑叶

桑枝——桑枝、酒桑枝、炒桑枝

桑白皮——桑白皮、蜜桑白皮

桑螵蛸——蒸制桑螵蛸

十一画

菟丝子——菟丝子、盐菟丝子、酒菟丝子饼

黄连——黄连、酒黄连、姜黄连、萸黄连

黄狗肾——狗肾、滑石粉炒狗肾

黄柏——黄柏、盐黄柏、酒黄柏、黄柏炭

黄芪——黄芪、蜜黄芪

黄芩——黄芩、酒黄芩、黄芩炭

黄精——蒸黄精、酒黄精

硇砂——硇砂、醋硇砂

常山——常山、酒常山

蛇蜕——蛇蜕、酒蛇蜕

旋覆花——旋覆花、蜜旋覆花

麻黄——麻黄、蜜麻黄、麻黄绒、蜜麻黄绒

鹿角胶——鹿角胶、鹿角胶珠

商陆——生商陆、醋商陆

淫羊藿——淫羊藿、炙淫羊藿

续断——续断、酒续断、盐续断

十二画

粟芽——粟芽、炒粟芽、焦粟芽

斑蝥——斑蝥、米炒斑蝥

款冬花——款冬花、蜜款冬花

棕榈——棕榈、棕榈炭

葶苈子——葶苈子、炒葶苈子

葛根——葛根、煨葛根

硫黄——硫黄、制硫黄

雄黄——雄黄粉

紫苏子——紫苏子、炒紫苏子、蜜紫苏子、苏子霜

紫菀——紫菀、蜜紫菀

紫河车——紫河车、酒炒紫河车

紫石英——紫石英、煅紫石英

蛤壳——蛤壳、煅蛤壳

蛤蚧——蛤蚧、油酥蛤蚧、酒蛤蚧

黑芝麻——黑芝麻、炒黑芝麻

鹅管石——鹅管石、煅鹅管石

象皮——象皮、滑石粉炒象皮

滑石——滑石、滑石粉

寒水石——寒水石、煅寒水石

十三画

蒺藜——蒺藜、炒蒺藜

硼砂——硼砂、煅硼砂

蜈蚣——蜈蚣、焙蜈蚣

蜂房——蜂房、煅蜂房

十四画

槐花——槐花、炒槐花、槐花炭

槟榔——槟榔、炒槟榔、焦槟榔

蔓荆子——蔓荆子、炒蔓荆子

酸枣仁——酸枣仁、炒枣仁

磁石——磁石、煅磁石

十五画

蕲蛇——蕲蛇

僵蚕——僵蚕、麸炒僵蚕

十六画

薏苡仁——薏苡仁、炒薏苡仁、麸炒薏苡仁

附录五　中药炮制实验设计思路与方法

一、选择课题

（一）　选题原则

选择科研课题，即确定科研的主攻方向和具体目标，是科研的起点和关键。选题恰当与否，是关系到科研工作成败、成果大小及水平高低的重要因素之一。中药炮制研究选题的程序及原则与其他领域的研究选题基本相同，必须坚持实用性、可行性、科学性、创新性、效益性的选题原则。

1. 实用性　就科学技术是第一生产力而言，科研选题不能离开社会的需要性，否则，难以权衡其价值，也得不到社会和民众的支持。对中药炮制研究的选题来说，首先选择毒性药材进行研究，其次选择贵重药材、传统认为炮制前后作用差异较大的药材、炭药，以及药材已知成分和药理作用与中医所说的药效接近的品种。只有了解了这些药物炮制前后理化性质和药理作用的变化，以及这些变化的临床意义，才能正确地指导和促进炮制方法的改进，制订饮片质量标准，提高药品质量，确保临床用药安全有效。

2. 可行性　坚持选题的可行性或可能性原则，即考虑完成课题的条件。选题时分析课题的难易程度，预期达到课题目标所必须具备的客观条件，要从研究方案、课题的组织领导、研究人员组成、仪器设备、研究经费、主客观条件的相互结合与联系等方面进行综合考虑。对中药炮制研究来说，科研人员必须有较坚实的中医药知识，同时具有一定的现代科学知识和技能。只有将中医中药传统理论、经验与现代科学知识、技能结合起来，其研究成果才能为中医药人员所接受。

3. 科学性　科学研究本身就具有科学性，科学性的核心是实事求是，违背事实和客观规律就没有科学研究的意义。目前中药炮制研究选题多数是验证传统炮制理论和方法，这是正确的，但其中也有的是误传误用。例如，《中国药典》1985 年版规定龟以腹甲入药，名为龟板。经对部分历史文献资料调查，元、明以前，龟上甲与下甲皆可入药，后因种种原因龟上甲被废弃。因此从龟上、下甲能否等重量替代入药，入汤剂时以何种方法炮制的饮片最佳的角度，列项进行系统研究，其成果为恢复龟上甲药用提供了文献依据和实验依据。《中国药典》从 1990 年版起规定龟以背甲（上甲）及腹甲（下甲）入药，名为龟甲。由此看来，选题必须进行广泛深入地调查和课题检索，在反复分析研究的基础上，很慎重地确定科研课题，避免把一些没有足够的和可靠的科学依据的课题轻易地确定下来，造成人、财、物的浪费。

4. 创新性　在科学技术发展成为人类重要活动的今天，经济竞争归根到底是科学技术发展的速度和水平的竞争。因此课题是否具有竞争性是关系到出成果、出人才的关键问题。中药炮制研究是否是一种创新性的工作，研究的指标和方法是否符合中医药理论，是否充分利用现代科学知识和手段，有无自己的设计特色，这是关系到研究成果能否被中西医药人员接受、推广应用的问题。将中药炮制纳入方剂中进行研究的选题思路值得借鉴，因为方剂是调整体内系统平衡的最优化治疗系统，也是中医临床用药的一大特点。

5. 效益性 效益主要包括科学效益、社会效益和经济效益。所谓科学效益就是选题对学科在学术上、科学价值上的推动作用。科学效益是社会效益和经济效益的基础和保证。对中药炮制研究来说，科学效益应是第一位的，因为中药炮制受历史条件和科学文化水平的限制，其炮制方法比较原始，工艺比较简单，理论阐述亦较简略，如果不探讨中药炮制的科学内涵和临床意义，就不能指导和促进炮制方法的改进。例如，药材"去芦"问题，历代医药学家认为"芦"为非药用部位，有的且"能吐人"，故应去除。通常认为要去芦的药材有数十种，但人们投入了很大的精力研究人参去芦问题，因为人参贵重，参芦占全人参药材的 12% ~ 15%，弃之可惜。为此，列项对人参芦与人参主根进行系统的研究比较，不但具有科学价值，而且对参芦的综合开发利用会带来很大的社会效益和经济效益。经化学成分、药理和毒理研究以及临床观察，结果皆表明，人参芦与人参主根中人参皂苷的种类基本相同，但含量却比主根高 2 ~ 3 倍，挥发油亦比主根高 3 倍多。参芦具有与主根和全参相同的药理作用，对实验动物有相似的抗疲劳、耐缺氧、耐高温、耐低温、抗利尿、镇痛等作用。参芦与人参根或参芦总皂苷与人参根总皂苷具有相似的降低心率和血管阻力，增加血流量，提高实验动物各种组织中 Na^+-K^+- ATP 酶活性，抑制 $Mg^{2+}-ATP$ 酶活性的作用；对 cAMP 和 cGMP 的含量具有双向调节作用。尚未发现参芦的化学成分中含有催吐成分，对催吐药物敏感的动物家鸽、猫、狗、猴均无催吐作用，参芦与主根的急性和亚急性毒性实验结果也相似，故《中国药典》1995 年版已改为人参不去芦。

（二） 选题途径

1. 从当前炮制研究存在的问题入手选题 中药炮制研究选题，首先应对当前选题的动态趋势以及存在的问题等进行认真的调查研究，才能广开思路，找准目标。单从公开报道的资料中可以发现炮制研究存在的问题有如下方面：

（1）对同一种中药的炮制研究结论截然不同 例如，乳香有认为其所含树脂是活血镇痛的主成分，应炮制去油药用，有认为其镇痛作用的有效部位是挥发油，应生用或提取挥发油药用。

（2）对同一种中药选用何种辅料炮制，看法不一 例如，延胡索《中国药典》2015年版仍收载醋炙或醋煮延胡索，因为醋炙延胡索水煎液中总生物碱量较酒炙高出一倍多。但又有报道，醋炙、酒炙延胡索均能提高其水煎液中生物碱和延胡索乙素的煎出量，其止痛作用酒炙仅次于醋炙、酒蒸。酒蒸能否代替醋炙，值得进一步研究。

（3）对同一种中药选用何种炮制工艺，看法不一 例如，白芍的加工，《中国药典》2015 年版规定芍药采后洗净，除去头尾及细根，置沸水中煮后除去外皮或去皮后再煮、晒干。但据报道，未经加工的原芍药含芍药苷为 3.02%，而刮皮后降至 1.49%，认为白芍不必刮皮。亦有报道认为，芍药外皮中不仅含有与白芍相同的化学成分，也含有其不具有的化学成分。因此，把除去其外皮只视为是除去栓皮或非药用部位是不合适的，不可省去除外皮这一道工序。据此，白芍是否要去外皮尚需深入研究。

（4）对炮制程度缺乏客观指标　目前多数中药炮制程度仍靠传统经验鉴定，缺乏客观指标。如对熟地黄的炮制方法有单蒸、加酒蒸，酒蒸又有笼蒸、罐蒸、九蒸九晒，炮制程度至黑润，实际生产中很难掌握一致。有报道地黄中梓醇（catalpol）的存在是其晒干或蒸干变黑的原因，且梓醇具降血糖、利尿、缓泻作用。因此，目前至少可根据经验鉴别，结合梓醇的含量，作为熟地炮制质量控制指标之一。

（5）实验研究结果不符合传统炮制理论　传统炮制理论有精华，也有糟粕，需用现代实验方法验证和发展。如传统认为"泽泻滋阴利水盐水炒"（《得配本草》），但有实验表明，泽泻的生品、酒炙品、麸炒品均有利尿作用，唯独盐制品利尿作用并不明显。可是《中国药典》历次版本皆收载泽泻盐制品，而有研究表明，盐泽泻的利尿作用与酒制泽泻、麸炒泽泻相比并不明显。因此，对泽泻盐炙的问题尚需进一步研究。

（6）只注意宏量成分，不注意微量成分　如有实验认为，紫硇砂经醋制后是较纯的氯化钠，含量达 98% 以上，因此想利用食盐代替紫硇砂药用。古人认为硇砂能"消五金八石，腐坏人肠胃"，炮制是"杀其毒及去其尘秽"。现代研究认为，紫硇砂有治疗癌症的作用，其生品对小鼠 S_{180} 肉瘤有抑制效果，普通食盐是没有此种作用的。因此认为，紫硇砂中抗癌活性成分可能是除 NaCl 以外的微量离子。这一问题有待研究探讨。

（7）不加分析的依法炮制未必完全合理　目前所说的依法炮制基本上是"遵古炮制"，没有通过现代科学的验证。例如，乌头与附子虽同出于一种植物，可是加工方法大不相同。《中国药典》历次版本皆规定附子采后加工成盐附子、黑顺片、白附片。盐附子入药用尚需制成淡附片。据报道，附子采后经水洗、胆巴泡、煮、剥皮、切片、漂片、蒸片、烘片等加工炮制处理过程，总生物碱量损失 81.30%。乌头、附子的炮制目的是减毒，而其毒性与乌头碱的含量不成平行关系，主要决定于双酯型乌头碱的水解或分解程度。故为减少附子中乌头总碱因浸泡过度流失，是否可改用加压蒸法炮制，使双酯型乌头碱类分解成毒性低的苯甲酰单酯型乌头碱类和几乎无毒性的乌头原碱类等而减毒，值得研究。

2. 从中药已知的特种成分入手选题　凡是中药中特种成分性质比较清楚者，就可以寻找到其定性定量方法，进一步对该中药炮制前后此种成分的分析比较。例如，栀子中除含栀子苷等类成分外，近来研究发现尚含熊果酸。熊果酸具有明显的安定与降温作用，为栀子的解热、降温有效成分，可用紫外分光光度法测定栀子不同炮制品中栀子苷的含量；用薄层层析分离出熊果酸进行含量测定比较。

3. 从中药效用或毒副作用入手选题　中药炮制的目的主要是增强药效或消减其毒副作用，用什么指标来衡量中药效用或毒副作用才符合中医药理论，这是值得探讨的问题。例如，黄芪自《神农本草经》以来，就认为对痈疽有效，用于内托排脓。现代研究可用抑菌作用为指标验证生黄芪托毒排脓、生肌的科学性。但是，必须指出，有相当一部分中药是通过增强机体抗御疾病的能力而起作用的。

毒性中药一般可分为两种类型，一类是其毒性成分与治疗成分不一样，须通过炮制将毒性成分去除，如巴豆中巴豆毒素（crotin）、蓖麻子中蓖麻毒蛋白（ricin）等。另一类既是有毒成分又是治疗成分，要通过炮制使其达到一定的含量，或转变成毒性较低的物质，如马钱子中马钱子碱和士的宁，乌头、附子中乌头碱，斑蝥中斑蝥素等。对毒性成分和有效成分尚不清楚的中药，可选择主要药效学和毒理学指标，同时作各种炮制品的对比研究。

4. 从中药配伍理论和技术展开联想　中药配伍应用是中医用药的特点之一，通过配伍可起到增效或解毒等作用。运用中药配伍理论和经验，可以创造出新的炮制品。例如《全国中药炮制规范》1985 年版收载三黄汤制炉甘石，既是传统炮制品，也为创制新的炮制品提供了思路。有人研究由黄连、黄柏、大黄、甘草组成的复方对金黄色葡萄球菌代谢的影响过程中发现，黄柏对细菌 RNA 的合成有强烈抑制作用，大黄对细菌的乳酸脱氢酶抑制最强，黄连强烈抑制细菌呼吸和核酸的合成。推想以三黄汤制炉甘石，是从多种途径影响细菌的代谢环节，可增强炉甘石生肌消炎作用。再如，吴茱萸水制黄连，是"左金丸"配伍理论在炮制中的应用。

5. 从历代医药典籍中寻找选题　阅读历代医药典籍不仅是搜集炮制历史沿革资料所必需，而且也是炮制研究选题的一种重要途径。在阅读中往往受到启发，触类旁通，提出自己的课题。例如，自古以来认为半夏生品有毒，能"戕人咽""令人吐"，需以水长期浸泡去毒。清代赵学敏在《本草纲目拾遗》中曾指出："今药肆所售仙半夏，惟将半夏浸泡，尽去其汁味……全失本性……是无异食半夏渣滓，何益之有。"从实验亦可看出，半夏有毒物质不溶或难溶于水，短期浸泡不能达到去毒的目的，长期浸泡则水溶成分损失达 88.1%，醇溶成分损失为 87.5%，氯仿、甲醇溶出成分损失为 76.6%，生物碱损失为 50%。有报道，半夏经高温（115℃，150 分钟；121℃，100 分钟）、高压（132～152kPa/cm^2，2 小时）处理，均能破坏其毒性，且工艺简便。在半夏有效成分和有毒成分尚不明确的情况下，半夏的水浸泡工艺能否用高压高温替代，值得深入研究。

6. 将其他学科理论和技术引进炮制学　应用化学、药理学、微生物学、免疫学、生物化学、物理学等近代科学技术，对中药炮制的原理、方法、工艺等方面进行研究。例如，采用薄层层析和 UV-3000 紫外分光光度法以及高效液相色谱仪等测定白芍 5 种炮制品中芍药苷、丹皮酚、苯甲酸的含量；用化学动力学方法建立首乌清蒸过程中蒽醌成分随时间变化的动力学方程；用免疫学方法探讨大黄对人血清抗原抗体反应及抗体形成作用的影响；用酶学理论和技术对大黄 4 种不同炮制品中胰蛋白酶、胃蛋白酶、胰脂肪酶、胰淀粉酶的活性进行测定等，皆取得可喜的成果。

二、实验设计

（一）　设计方法

1. 以中医临床疗效为设计的出发点　中药作用是中医在长期的临床实践中积累总

结出来的。对中药作用的认识和研究，绝不能拘泥束缚于单纯某种化学成分或适合纯化学成分的某种药理模型进行研究，忽视中药的特性。例如，中药四季青内服有清热解毒作用，在体外实验却无抑菌作用。因此，用什么指标来衡量中药效用或毒副作用才能符合中医药理论，这是值得探讨的问题。又如清热解毒类中药的抗感染作用往往不是因为它们有直接的抗微生物作用，而是与其免疫调节有关。再如，麦芽、神曲、山楂、鸡内金等消导药，习惯上皆炒至焦香后入药。如果单用所含酶类成分来解释它们的消食作用，就具有很大的局限性。因为淀粉酶、蛋白酶等经加热炒制后或入煎剂会受到破坏，即使不被完全破坏，经口服后在胃酸的作用下，淀粉酶（最适合的 pH 为 6.8）也会失活。有的药物炒至焦香后，亦具有一定的苦味，轻微的苦味能对舌尖味觉神经及胃肠黏膜产生一种缓和的刺激作用，通过反射机能可纠正部分胃肠衰弱现象，以改善消化功能。单用化学成分或药理指标来研究和评价中药炮制的作用是不够完善的，必须以中医临床疗效为依据，设计适宜的成分指标和药理实验模型。

2. 以"证"的模型研究中药炮制原理 辨证论治是中医的特点，而证是根据患者整体宏观表现归纳总结出来的。同病可以异证，因而须异治；异病也可以同证，因而须同治。

目前，在中药炮制药理研究中，多数以"证"为基础，因此，有些研究结果不能为中医药人员所接受。如镇痛实验常用"小鼠热板法"或"小鼠醋酸扭体法"，对延胡索等活血止痛，木香等理气止痛，肉桂等散寒止痛，独活等祛风止痛，蚤休等消肿止痛是否皆适合，答案可能是否定的。再如，大多数炭药是用于止血，因此，人们多用出血、凝血时间为指标来研究炭药，也是不全面的。因为炭药尚有其他多方面的作用，即便是出血，其出血原因各异。有因血热妄行而出血，有因瘀血而出血，有因脾不统血而出血，有因阴虚阳亢而出血，又有外伤性出血，消化道出血，呼吸道出血等。

有人从临床上发现热证病人的交感神经-肾上腺系统机能活动增强，而寒证病人则相反。经研究，用寒凉药（黄连、黄芩、黄柏等）长期喂养大鼠也可出现交感神经-肾上腺系统机能活动降低现象，造成"寒证"模型，而用温热药（附子、干姜、肉桂等）喂养大鼠则该系统的机能活动增强，造成"热证"模型。这样的动物模型，为我们研究中药炮制开阔了思路，提供了借鉴。

3. 将中药炮制纳入方剂中进行研究 方剂是调整体内系统平衡的最优化治疗系统，也是中医临床用药的一大特点。药物通过配伍组方可起到增效、减毒、缓和药性或产生新药效等作用。单味中药的研究结果往往与该药在方剂中的研究结果不完全一致，有的甚至截然相反，这也是中药炮制研究成果不易推广应用的原因之一。因此，将白芍的炮制纳入芍药甘草汤中进行研究，初步阐明了一些问题。5 种白芍组成的芍甘汤中均不含丹皮酚，芍药苷含量除酒炒白芍的芍甘汤外，皆明显高于生白芍煎液，说明甘草可提高方中芍药苷的煎出量。方中用白芍生品或清炒品、麸炒品芍药苷含量高，二者间无显著差异；但麸炒白芍的芍甘汤中苯甲酸含量最低，故对脾胃虚弱患者似更适宜。白芍各种炮制品不会降低芍甘汤中甘草次酸的煎出量。方中用生白芍鞣质含量最低，甘草与白芍混合煎煮液中鞣质含量明显低于分煎液的合并值。又因芍甘汤中鞣质含量的高低与其抗炎作用强弱不成平行关系，故芍甘汤制剂时可合煎。

（二）设计注意

1. 坚持均衡对照、随机化和重复的原则　要提高研究效率，保证科研结果的正确性和可靠性，试验设计时就应坚持均衡对照、随机化和重复的原则。对照的设计要按照"齐同对比"的原则，即除了探索的因素之外，研究组与对照组的各种条件要尽可能的相同，才能对比。有人用生药 10g 与该药的炭药 10g 做出血、凝血时间的比较，以说明该药制炭后止血效果是增强还是减弱，这就不是齐同对比，因为生药 10g，制炭后不能得到炭药 10g。目前普遍存在的是对用不同方法或不同辅料炮制的各种炮制品，不按各种炮制品得率和平衡水分折算取样，而是各种炮制品的取样量与原生药等量，这实际上也不是齐同对比。

随机化就是把研究对象分为几组，使分入研究组与对照组的机会均等，以便使系统误差减少到最低限度。违反随机化原则的作法在炮制研究中常见的有：样品粉碎后只过一种筛目的筛，不规定上下限，取样时不随机化；动物分组先抓到的（不活泼者）为一组，后抓到的（活泼者）为另一组；实验观察顺序不随机化等等。

做到随机化是不容易的，需要研究者尽最大努力。这是研究者的责任，也反映研究者的科研道德。为什么有的研究结果别人不能重复出来，虽原因很多，但与随机化原则坚持不够有很大关系。

重复是保证科研结果可靠的重要措施之一。重复有两层含义：一是指实验过程是多次重复进行的；一是指设计中提出的方法、结果，别人也能重复出来。因为科学真理任何时候都不怕重复。1963 年曾报道槐花炒炭后芦丁大量损失，但鞣质增加 4 倍，并认为槐花炒炭后止血作用增强，可能是鞣质增加的缘故。此后虽然曾有槐花炒炭后鞣质不仅未增加，反而下降的报道。但进一步研究证明前报道是正确的，并观察到纯芦丁受热后也确可转化生成鞣质，此种转化与受热温度和时间密切相关。炮制研究中要得到重现性结果，是很不容易的，这与炮制的火候、时间、饮片大小厚薄、样品液的提取条件、实验操作技术等有密切关系。不能根据一二篇实验报道，就轻易否定前人几千年来的炮制理论和技术。

2. 正确看待和选用数理统计方法　科研中所收集到的各种数据要不要使用统计处理，以往存在着两种不同的看法。一种看法认为数理统计万能，把它说得玄而又玄；另一种看法认为数理统计是数学游戏，持怀疑态度，这些都有其片面性。适当地、正确地应用数理统计方法，可以使数据更接近于事实，这对于认识事物的本质是很必要的。例如有人应用某药治疗手足癣病 20 例，治愈 10 例，就得出结论说治愈率为 50%。这显然是不可信的，经数理统计处理可知，10/20 的实际可能范围是 27% ~73%（$P = 0.05$），而不一定是 50%。

由此可见，炮制研究中适当地应用数理统计方法是很有必要的。但必须指出，数理统计运用，只能对已得数据进行科学处理，它无法证明数据来源是否正确。数理统计不能代替科学思维，更不能代替辩证唯物主义的分析。

炮制研究中得来的测量资料或计数资料常需进行统计学处理，选用的假设检验方法应符合其应用条件。计量资料的比较常用 t 检验，计数资料的比较常用 χ^2 检验，同为计量资料，配对设计与完全随机设计（成组比较）t 检验方法也不相同，如某药材炮制前后实验指标的比较，应为配对资料比较，若用成组比较的 t 检验方法处理，则不但浪费信息，还可能得出错误的结论；不能用大样本的 u 检验代替小样本的 t 检验；也不能用一般的 t 检验代替方差不齐的检验。